Christa Traczinski
Das große Buch Power Yoga

Christa Traczinski

Das große Buch
Power Yoga

Dynamisches Energietraining
Mehr Balance und Power
Wohlbefinden und Ausstrahlung

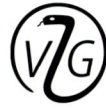

Verlag Gesundheit

Econ Ullstein List Verlag GmbH & Co. KG, Berlin und München
Dieses Buch ist im *Verlag Gesundheit* erschienen.

Umschlaggestaltung: Lohmüller Werbeagentur, Berlin
Umschlagfoto und Fotos im Buch: Lothar M. Peter, Berlin
Satz und Lithos: LVD GmbH, Berlin
Druck und Verarbeitung: Polygraf Print, Prešov

Printed in Slovakia 2000

ISBN 3–333–01072–0

Inhaltsverzeichnis

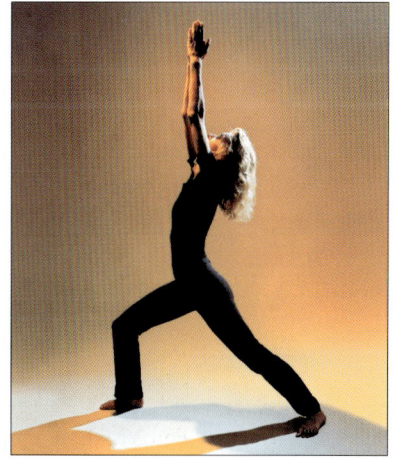

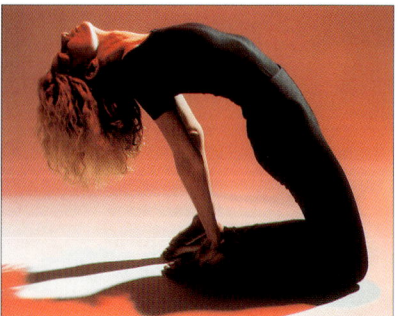

Ins Zentrum der Kraft kommen 76

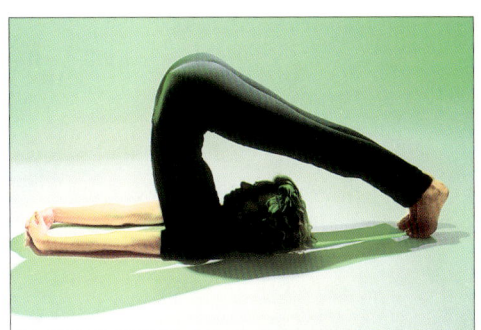

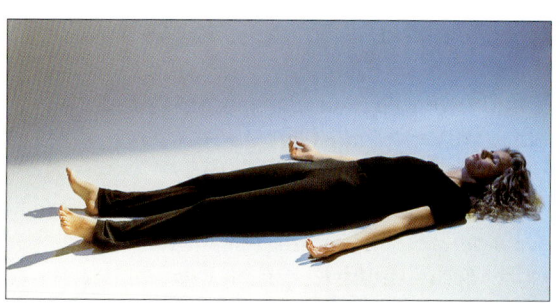

Vorwort

In Indien wird Yoga seit mehr als 5000 Jahren praktiziert – es hat dort eine ähnliche Bedeutung wie bei uns der Sport!

Im Power Yoga verschmelzen östliches und westliches Körpertraining. Power Yoga ist *die* Antwort auf die Bedürfnisse des Menschen in einer von Hektik, steigenden Leistungsansprüchen und hoher Mobilität geprägten Welt. Power Yoga stärkt den Geist und erhöht die Konzentrationsfähigkeit sowie das Selbstbewusstsein, es gibt Körperkraft und steigert die Lust an der Herausforderung, es festigt die Muskeln, macht den Körper elastisch und vermehrt die Freude an Bewegung und Spontaneität, es löst Energieblockaden und bringt Körper, Geist und Seele in Balance, es versorgt das Gehirn, die Organe und die Körperzellen ausreichend mit Sauerstoff und vitalisiert den Organismus, es reinigt und baut Fett ab, es führt in das persönliche Energiezentrum und erhöht die Ausstrahlung sowie den Unternehmensgeist.

Power Yoga ist eine ideale Methode, den Körper fit zu halten und jung und attraktiv zu bleiben. Um es auszuüben werden kein Fitnessstudio oder besondere Geräte benötigt. Ein ruhiger Ort genügt, um – je nach Möglichkeit und Laune – einzelne Übungssequenzen durchzuführen und sich zu erfrischen. In amerikanischen Unternehmen, aber auch unter Hollywoodstars ist Power Yoga längst kein Geheimtipp mehr. Es wird trainiert, weil es Körper, Herz und Geist für das Leben öffnet sowie Gesundheit, Erfolg und Glück verspricht.

Rainer Nitzsche
Yoga-Lehrer seit 15 Jahren
Geschäftsführer von
Medicus Institut
für Gesundheitsmedizin GmbH, Berlin

Einführung

»Wir alle haben schon Zeiten erlebt, wo es uns vorkam, als ob alles sich auflösen und zu Bruch gehen würde, und wir fanden kein Mittel, die Dinge zusammenzuhalten. Doch oft sind es weniger die Ereignisse selbst, die eine Situation so zersplittert und chaotisch erscheinen lassen, als vielmehr unser Geisteszustand.

Andererseits gibt es auch Zeiten, in denen wir eine Integration unserer Gedanken und Gefühle erleben. Dann nehmen wir die Dinge klar wahr, haben das Gefühl, alles ordne sich und wir fühlen uns voller Liebe für alles um uns herum, kurz, wir fühlen uns frei.

Wir wünschen uns alle, solche Lebensperioden immer wieder zu erfahren. Wir hoffen sogar, unser Leben so gestalten zu können, dass sie immer währen und wir nicht mehr das Opfer unserer Wünsche und Sorgen, unseres Ärgers, unserer Gier, Enttäuschung und Verzweiflung sind.

Der Weg dorthin ist ein Prozess der Selbstintegration, bei dem sich der Geist zentriert und die Seele sich von einer bedürftigen in eine zufriedene, von einer genusssüchtigen in eine erfüllte verwandelt. Dieser Prozess wird Yoga genannt.«

(A. G. Mohan, Madras, Indien. Yogatherapeut und Ausbilder)

Power Yoga: Kunst am Körper und Fitness für Körper, Geist und Seele.

Als ich im Sommer 1995 auf der Insel Maui, Hawaii, ankam, hatte ich die Absicht, mich von dem international bekannten Yogalehrer Gary Kraftsow in die Praktiken des Viniyoga einführen zu lassen. Ich war auf der Suche nach einer innovativen Trainingstechnik, die ich in meine Energie-Management-Seminare einbauen konnte, und die leicht in mein Alltagsleben zu integrieren war. Aus den drei Monaten, die ich für meine Grundausbildung vorgesehen hatte, wurden zwei Jahre, und statt der Viniyoga-Methode erlernte ich etwas, das für mich wesentlich aufregender war: Power Yoga.

Die Dynamik und Vielschichtigkeit von Power Yoga, dieser »Kunst am Körper«, hat mich sofort fasziniert. Wenn ich heute, nach fünf Jahren, auf das Resultat der »Fitness für Körper, Geist und Seele« schaue, werde ich wieder, ganz wie am Anfang, euphorisch. Neben der enormen Energiesteigerung und den damit verbundenen Glücksgefühlen habe ich eine Selbst-Zentrierung erfahren, nach der ich schon lange gesucht hatte.

Werden Sie glücklich, euphorisch und kreativ durch Power Yoga!

Meine Erfahrungen in den USA haben mich dazu bewogen, eine auf das Wesentlichste konzentrierte Form des Power Yoga zu entwickeln, die Übungen niederzuschreiben und mit diesem Buch weiterzugeben.

Power Yoga soll für jeden leicht zugänglich sein und daher wird hier auf den komplizierenden Gebrauch von Sanskrit-Wörtern verzichtet; sie werden nur der Vollständigkeit halber erwähnt und sind von mir in Klammern angeführt worden. Auch werden die philosophischen Aspekte des Yoga zugunsten der Übungspraxis zurückgenommen, da es darüber genügend Literatur zum Nachschlagen gibt.

Ich habe mit Power Yoga aus dem Yoga schöpfend ein Trainingsprogramm entwickelt, dass die westlichen Bedürfnisse nach Entspannung, Körperbalance und Vitalisierung anspricht und die Dynamik von Körper und Geist steigert. Die im Yoga zentralen Meditationen empfehle ich nur zum Ausklang der Übungen, da sie positive Wirkungen auf das Nervensystem haben.

Meine Rolle als Lehrerin ist für mich insofern bedeutsam, als ich präzise Anleitungen zu den Übungen geben und durch meine Hinweise dazu beitragen kann, dass Sie den Körper nicht überstrapazieren und das ganze Potenzial des Power Yoga erfahren. Ich überlasse es Ihnen, Ihre Bedürfnisse und Grenzen abzustecken und möchte, dass Ihr ganz persönliches Erlebnis des Power Yoga in den Mittelpunkt rückt.

Power Yoga ist eine Antwort auf die hohen körperlichen und geistigen Erfordernisse unserer Zeit. Die Übungen ermöglichen es Ihnen, Kräfte zu bündeln, das Selbst zu erfrischen, sich mit Energie aufzuladen und den alltäglichen Herausforderungen mit innerer Stärke und Esprit zu begegnen.

Ich möchte Sie von ganzem Herzen dazu einladen, sich auf das Abenteuer Power Yoga einzulassen. Dynamik, Wohlbefinden und eine positive Ausstrahlung sind die Ergebnisse, in deren Genuss Sie kommen werden!

Power Yoga ist ein Trainingsprogramm zur Entspannung, Vitalisierung und Energetisierung von Körper, Geist und Seele.

Die erste Begegnung mit Power Yoga

»Wir alle neigen dazu, den Körper als Statue zu begreifen – als ein festes, gleichbleibendes, stoffliches Objekt – während er in Wirklichkeit eher wie ein Fluss ist: ein unablässig sich veränderndes, fließendes Intelligenzmuster.«

(Dr. med. Deeprak Chopra,
Amerikanische Gesellschaft für ayurvedische Medizin)

Als ich zum ersten Mal eine Sequenz des Power Yoga sah, war ich begeistert. Eine solche Dynamik und Leichtigkeit hatte ich vorher noch nie gesehen! Die Übungen wirkten wie ein Tanz, bei dem sich der Körper ausgewogen und sehr kraftvoll bewegt.

Zweifellos sah ich Übungen (»Asanas«) aus der Tradition des

Hatha-Yoga. Aber die neue Art, einzelne Stellungen zu einem fließenden Ganzen zu verbinden, hatte für mich etwas ganz besonderes – sie zeigte mir im wahrsten Sinne des Wortes, wie Energie gebündelt und beherrscht werden konnte. Atmung und Bewegung schienen eins zu sein.

Obwohl das Tempo des Übungsablaufes sehr schnell war, wirkte der Übende ruhig, konzentriert, aber auch voller Freude an der Bewegung. Das war ein weiter Spannungsbogen, den ich so noch nicht vom Yoga oder anderen Fitnessprogrammen kannte!

Ich hatte viel Erfahrung mit Yoga, Tanz und Tanzmeditationen, mit Bioenergetik und diversen Entspannungstechniken, war aber immer auf der Suche nach einem Training gewesen, das Tiefe, Leichtigkeit und Anmut verbindet. Hier war ich endlich fündig geworden.

Es stellte sich heraus, dass der »extatische« Mann, den ich bei seinem Training beobachtete, Power Yoga lehrte und gemeinsam mit Gary Kraftsow auf Maui etliche Yogaseminare abgehalten hatte. Nach dem Training stellte man mich ihm vor, es war Robert Stuart Polster, dessen Schülerin ich wurde.

Robert hatte in Mysore in Südindien bei Sri K. Pattabhi Jois studiert, der dort ein bekannter Yogi ist und Ashtanga unterrichtet. Robert leitete aus dieser Übungspraxis seine eigene Version des Power Yoga ab. Seine Interpretation des Yoga ermöglichte es mir zum ersten Mal, ein Trainingsprogramm lustvoll und nicht als Verpflichtung zu etwas zu erleben. Kopf und Bauch standen bei den Übungen endlich im Einklang.

In gemeinsamen Projekten mit Gary und Robert verband ich ansatzweise das Vini- und das Power Yoga, diese unterschiedlichen Yogaformen zu einem einzigen Trainingsprogramm.

Viniyoga-Übungen akzentuieren das sanfte »Hineinfühlen« in Körperregionen, müssen in keiner festgelegten Reihenfolge durchgeführt werden und werden den individuellen Bedürfnissen des Körpers angepasst. Das hat mir gefallen und so integrierte ich einige Viniyoga-Elemente in mein Power-Yoga-Programm.

Robert Polster hatte in Los Angeles Seminare angeboten, die von bekannten Größen aus Hollywood besucht worden waren. Sie hätten sich ohne die energetisierende Wirkung seiner Yogaform niemals dem Yoga geöffnet, weil es nicht zu ihrem Lebensstil passte. Ich stellte fest, wie sehr auch mir, ganz in westlicher Manier, das Aktive von Roberts Übungsmethode gefiel – das Stillstehen in einer einzigen Körperhaltung mit Pausen zwischen den einzelnen Positionen wie es das Yoga vorsieht, hatte mir noch nie so richtig zugesagt! Trotzdem war ich mir immer dessen bewusst, wie wertvoll beim Yoga die medita-

Fließende Bewegungen und »Ozeanisches Atmen« sind die Kraftquellen des Power Yoga.

Power Yoga integriert sich wie von selbst ins Leben. Es macht einfach Lust auf mehr – auf noch mehr Energie und noch mehr Lebensfreude.

Ganz neu: Dynamik und Sensibilität für Körperzonen verspricht Power Yoga mit integrierten Viniyoga-Elementen.

Mein Power-Yoga-Programm kombiniert ein work-out mit meditativem Einfühlen in Körperregionen.

tive Einfühlung in verschiedene Körperregionen, der tiefe Kontakt mit sich selbst und das »Loslassen« sind. In meiner Ausformung des Power Yoga habe ich daher dynamische Übungen und eine sensible Arbeit mit Körperzonen verbunden.

Das große Plus von Power Yoga

Power Yoga ist nicht wie viele andere Yogaformen ein östlich-religiös geprägter Weg zur Körperbeherrschung, der die Selbstzentrierung zur Vorbereitung des Geistes auf höhere spirituelle Erfahrungen betont. Statt auf eine Abkehr von der Welt zielt Power Yoga auf ein effizientes inneres Energie-Management. Es führt wie kaum ein anderes Trainingsprogramm zu geistiger und körperlicher Ausgeglichenheit und ist ein wunderbares Sprungbrett in ein aktives Leben.

Power Yoga ist frei von aller Askese, was für Menschen in den westlichen Ländern wichtig ist. Unser Alltag bringt Belastungen mit sich, denen mit Enthaltsamkeit nicht immer sinnvoll begegnet werden kann. Unser Leben erfordert Weltzugewandtheit, wir sind auf »starke Reize« gepolt und an Schnelllebigkeit gewöhnt. Daher brauchen wir einen vitalen Körper, einen wachen Geist und viel viel Energie. Um voll im Leben stehen zu können und in einer hektischen, von Computern und Medien geprägten Welt zu bestehen, benötigen wir Ruhepausen, in denen wir richtig entspannen und unsere Kräfte neu sammeln können. Power Yoga ist ein genau auf diese Bedürfnisse des westlichen Menschen abgestimmtes Training. Es hilft, Spannungen abzubauen und bringt die Energie wieder zum Fließen.

Power Yoga erfordert keine speziellen Vorkenntnisse – es setzt nichts voraus und schließt niemanden aus: Man muss keine »Idealfigur« mitbringen, noch besonders elastisch sein. Und auch das Alter spielt keine Rolle. Der Zeitaufwand für Power Yoga kann flexibel gestaltet und den eigenen Bedürfnissen angepasst werden. Sie können die Übungen auf den ganzen Körper oder auf Schmerzzonen ausrichten. Das Training ist gleichermaßen für Frauen und Männer geeignet. Es werden keine Trainingstools wie Hanteln u. a. benötigt, und Power Yoga kann immer und überall, selbst auf kleinstem Raum ausgeübt werden.

Im Power Yoga werden fließende Bewegungsabläufe mit dem Atem synchronisiert (Vinyasa). Der Übende verändert im Einklang mit einem bestimmten Atemmuster seine Position und setzt so seine Energie frei. Einige Stellungen werden mehrere Atemzüge lang unter Anspannung bestimmter Muskelpartien (statische Muskelkontraktio-

Durch Power Yoga erhalten Sie einen geschmeidigen Körper, einen frischen Geist und viel Energie – genau das, was Sie benötigen, um in unserer Zeit bewusst und aktiv zu leben.

Für Power Yoga braucht man keine Trainingstools oder besonders viel Kraft.

Durch die langsame, aber kontinuierliche Energiesteigerung durch die Synchronisierung von fließenden Bewegungen und Atmung führt das Power Yoga zu Euphorie und setzt Kreativität frei.

nen) gehalten. Durch die Synchronisation von Atem und Bewegung wird die Energie dynamisch gesteigert. Der Körper wird nicht wie bei vielen anderen Sportarten überfordert oder einseitig belastet. Ich werde später noch auf die einzelnen Aspekte der Atemtechnik, auf Besonderheiten der Übungen selbst sowie auf die Bandha (Mula bandha und Uddiyana bandha), die Sperren im Körper, eingehen, durch die der Atem- und Energiefluss kontrolliert und gelenkt werden kann.

Von außerordentlicher Bedeutung ist die durch das Power Yoga im Körper entstehende Hitze. Durch sie wirkt das Training wie eine Entgiftungstherapie.

Die Hitze entsteht, indem eine kontrollierte Atmung (Ujjayi) – ich nenne sie »Ozeanische Atmung« – »Bandha«, fließende Bewegungen und statische Muskelanspannungen koordiniert werden. Der Übende erlebt, wie sich Kraft, Konzentration und Ausdauer wechselseitig steigern und er erfährt wohltuende Körperprozesse: Dazu gehören eine bessere Sauerstoff- und Blutzirkulation, die Beruhigung der Nerven, die Ausscheidung von Giften aus Organen und Muskeln, Muskeldehnungen, ein verbesserter Stoffwechsel und Hormonhaushalt sowie eine erhöhte Wirkung von Vitalstoffen. Die körperlichen Wirkungen beeinflussen auch das mentale Befinden: Wer Power Yoga trainiert, wirkt nicht nur anmutig, leicht und verjüngt, sondern wird geistig stärker und flexibler.

Power Yoga entfaltet seine ganze Wirkung, indem »Ozeanisches Atmen«, fließende Bewegungen und statische Muskelkontraktionen synchronisiert werden. Entschlackung und Entgiftung, Kraft und Konzentration sind das Resultat.

Woher kommt Power Yoga?

Das »Geheimnis« von Power Yoga: Es erhöht die Dynamik und Selbstintegration, die innere Ruhe, die Kontrolle und die Fähigkeit loszulassen, die Kraft und die Sensibilität.

»Ich finde, Asthanga bzw. Power Yoga ist das vollständigste und ausgewogenste Körpertraining für die Entwicklung von Ausdauer, Stärke und Flexibilität. Zudem ist es ein unübertroffenes therapeutisches Werkzeug für die Behandlung und Ausheilung von Sportunfällen.«
(Dr. R. D. Calvo, M. S., M. D. Präsident des Texas-Center für Sportmedizin und Orthopädie)

Power Yoga, das nun auch in Europa fußfasst, entstand zu Beginn der 90er Jahre in Amerika und zielt darauf, körperliche wie geistige Stärke zu fördern. Es ist noch eine relativ junge Yogaart, der kein einheitliches Konzept zugrundeliegt. Vielmehr besteht Power Yoga aus vielfältigen, kombinierbaren Übungsreihen.
Die Wurzeln der neuen Yogaart liegen in der indischen Asthanga-Tradition, die Jahrtausende Jahre alt ist und zu Ende der 70er Jahre in die USA kam.

In Amerika haben – außer Norman Allan – Robert Polster, Brian Kest, Beryl Bender-Birch und einige andere wesentlich zur Entwicklung verschiedener Power-Yoga-Konzepte beigetragen. Viele Power-Yoga-Lehrer waren früher Schüler von Sri K. P. Jois gewesen und haben dann ihren eigenen Weg verfolgt. Allan und Bender-Birch sind der »Urform« des Ashtanga treu geblieben, andere lösten sich davon und kreierten Yoga-Variationen, die unter anderem das klassische Yoga-Programm verkürzen und somit einfacher in den Tagesablauf integriert werden können. Mit den neuen, vom Ashtanga losgelösten Trainingsansätzen wurde versucht, Übungssequenzen den individuellen Bedürfnissen des Menschen anzupassen. Das hatte zur Folge, dass Power Yoga ein »Training für viele« wurde.

Wie bereits erwähnt, ist Pattabhi Jois der »Vater« des klassischen Asthanga-Yoga. Er unterrichtete bis vor kurzem in Mysore in Indien und hat etliche Reisen in den Westen unternommen, um dort Ashtanga zu lehren. Pattabhi selbst ist in den 30er Jahren Schüler von Krishnamacharya gewesen, der das traditionelle Yoga für neue Ideen öffnete.

Krishnamacharya lehrte neben vielen anderen auch seinen Sohn T. K. V. Desikachar sowie B. K. S. Iyengar, die die Hauptrichtungen vieler uns bekannten Yogaschulen prägten.

Das klassische Power Yoga entspricht dem indischen Asthanga und folgt einer festgelegten Reihe von Übungssequenzen.

Krishnamacharya verstand Yoga als Weg zur Integration und betonte seine Anpassung an die Bedürfnisse des Individuums

Die Philosophie des klassischen Yoga

»Für jedes Unrecht, das durch andere passiert, wird Vergeltung verlangt, während man für sich selbst Vergebung und Gnade erbittet.

Ganz anders der Yogi: er lässt Gerechtigkeit gegen sich selbst walten, wenn er Unrechtes getan hat, während er anderen, die Unrecht begehn, vergibt.«

(B. K. S. Iyengar, »Light on Yoga«)

Yoga schöpft aus den ältesten Schriftzeugnissen der indischen Kultur, den Veden. Von ihnen lassen sich fünf Regeln ableiten, die für die Yogapraxis bis heute Gültigkeit haben. Sie lauten:

Die Veden sind eine Quelle, aus der auch das Power Yoga seine Inspirationskraft erhält.

– Mit sich, der Welt und dem Kosmos vereinigt sein
– Den Geist bündeln (Fokus, Konzentration)
– Unerreichbares erreichen (sich jenseits der Mittelmäßigkeit bewegen)
– Aufmerksam handeln (geistige und körperliche Achtsamkeit)
– Eins-Sein mit Höherem (Erfahrungen jenseits der Ich-Grenzen suchen)

Auf dem »Achtfachen Pfad« zu einem starken Selbst finden.

Ashtanga (achtfach, der achtfache Pfad) knüpft an die Systematisierung des Yoga durch den großen Philosophen Patanjali an, der das Yoga-Sutra verfasst hat. Der »Achtfache Pfad« ist darin schon enthalten und gibt an, was jeder einzelne zur Verwirklichung seines Selbst beitragen kann. Mit Selbstverwirklichung ist nicht die Stärkung des »Ich« durch die Betonung von selbstbezogenen Wünschen und Begierden gemeint, sondern vielmehr eine Orientierung an Höherem, an dem das Subjektive Überschreitende.

Der »Achtfache Pfad« beschreibt Verhaltensweisen, die positiv wirken, sich gegenseitig stützen und das Selbst stärken. Die Pfade sind:

- **Yama** – Verhalten nach außen
- **Niyama** – Verhalten nach innen/Disziplin
- **Asana** – Körperübungen, um Blockaden und Widerstände zu lösen, um die Seele zu öffnen und Entspanntheit zu erreichen
- **Pranayama** – Atemübungen zur Sammlung von Lebensenergie
- **Phratyahara** – Vergeistigung
- **Dharana** – Ausrichtung des Geistes auf eine Richtung/ auf ein Objekt
- **Dhyana** – Herstellen einer Verbindung zwischen dem Subjekt und dem Objekt, Meditation
- **Samadhi** – Eintauchen, verschmelzen und einswerden mit einem Objekt/Kontemplation, reines Sein

Auf dem Weg zur Selbstfindung gibt es nach dem Yogasutra Hindernisse.

Die neun Hindernisse auf dem »Achtfachen Pfad« sind:
– Krankheit
– Trägheit
– Zweifelsucht
– Hast und Ungeduld
– Resignation
– Ablenkung
– Unwissenheit und Selbstüberschätzung
– Unfähigkeit, einen neuen Schritt zu machen
– Das Erreichte nicht bewahren können

Diese Hindernisse schaffen Leiden, sie verursachen Unlustgefühle, körperliches Unbehagen und Unregelmäßigkeiten in der Atmung.

Frei fließende Energie

»Power Yoga ist das adäquate Werkzeug, um innere Energie verstehen zu lernen, sie zu steigern und fließen lassen zu können.«

(R. St. Polster, Yogalehrer, Maui, USA)

Power Yoga schöpft aus den Erkenntnissen des klassischen Yoga und bietet ein modernes Trainingsprogramm nicht nur für den Körper, sondern auch zur Persönlichkeitsentwicklung. Es ist eine hervorragende Methode, Gesundheit und Wohlbefinden zu fördern, indem es die »Hindernisse« auf dem Weg zu einem starken Selbst beseitigt.

Positives »Energie-Management« wird für den Einzelnen immer wichtiger. Um die Reize, die auf uns einströmen, zu verarbeiten und konstruktiv mit uns, unseren Mitmenschen und unserer Umwelt umzugehen, benötigen wir ein »Energie-Bewusstsein« – und Methoden, die unsere Wachheit und Präsenz fördern. Wie können wir uns beides in einer Zeit überfüllter Terminplaner, die oft nicht dem Wesentlichen, sondern dem Dringlichen den Vorrang geben, aneignen, ohne erneut negativen Stress zu erzeugen? Denken Sie nur an die überspitzte Leistungsorientiertheit verschiedener Fitnessprogramme, durch die wir uns auspowern, statt mit neuer Energie anzufüllen!

Als Persönlichkeitstrainerin und Ausbilderin angehender Psychotherapeuten wurde mir immer wieder die Frage gestellt, wie man in sich Energie frei fließen lassen und auf körperlicher, emotionaler und mentaler Ebene Blockaden lösen kann. Heute ist meine Antwort: durch Power Yoga. Es ist die beste Methode, Verspannungen zu lösen, das persönliche Energieniveau zu heben, den Körper als Kraft- und Inspirationsquelle zu erfahren und körperliche Fitness sowie geistiges Wachstum zu erreichen. Durch Power Yoga können Sie Ihr Potenzial freisetzen, es ist der Schlüssel zu Glück und Erfolg, zur Erfüllung von Lebenszielen und Lebensträumen.

Wenn Energie frei fließen kann, ist ein idealer mentaler und körperlicher Zustand erreicht, Sie fühlen sich gesund und lebendig, Sie sind »bei sich« und haben das Gefühl, selbstbewusst, aus Ihren Ressourcen schöpfend zu handeln. Jeder erfährt seinen Körper gänzlich neu und betritt geistiges Neuland. Beim Power Yoga führen nicht erst lange Übungsjahre zu solchen Seins- und Selbsterfahrungen. Schon bei den ersten Übungssequenzen lösen sich Energiestaus und Sie beginnen, Sie selbst zu werden.

Power Yoga ist positives inneres Energie-Management.

Durch Power Yoga wird der Körper als Kraft- und Inspirationsquelle erlebt.

Wenn Ihre Energie frei fließt, sind Sie auf dem Weg zu Glück, Gesundheit und Erfolg. Power Yoga setzt genau hier an, indem es Energieblockaden löst und Körper wie Geist energetisiert.

Verjüngt durch Power Yoga

»Ein Geheimnis vollkommener Gesundheit ist, dass wir uns dafür entscheiden müssen.«   (D. Chopra)

Durch Power Yoga werden Sie schön, jugendlich aufgeweckt und krisenresistent.

Träumen Sie auch den alten Menschheitstraum von ewiger Jugend und blühender Schönheit? Alterungsprozesse können durch Yoga verlangsamt werden.

Wir diskutieren über Genmanipulationen, die das Leben verlängern sollen, während wir die Macht des Körpers, uns jung zu halten, vielfach noch gar nicht entdeckt haben! Es ist erstaunlich, über wieviel Energie Menschen verfügen, die regelmäßig Power Yoga praktizieren: Sie wirken jugendlich, haben klare, strahlende Augen, ihre Haltung ist aufrecht und die Haut frisch und rosig. Sie sind auch in schwierigen Zeiten noch voller Elan und kennen keine depressiven Verstimmungen. Ihre Frustrationstoleranz ist höher.

Wie ist es möglich, dass ein körperliches Training so stark und umfassend auf den Menschen wirkt?

Im Zentrum von Power Yoga steht die Atmung.

Tatsächlich wird der Atem als der wichtigste Aspekt von Yoga betrachtet. Auch beim Power Yoga ist es die besondere Atmung, durch die sich die ganze Wirkung des Trainings entfaltet. Oft genügt es schon, nur eine Sequenz zu üben und dabei intensiv zu atmen, um sich um Jahre jünger zu fühlen.

Beim Power Yoga werden die Organe und Gefäße durch die Sauerstoffaufnahme und den durch die Bewegung angekurbelten Stoffwechsel »massiert« und gut durchblutet, die Nerven reagieren sensibler auf Reize, die Wirbelsäule wird elastisch und die Muskeln werden gestärkt. Da die Energie immer ungehinderter durch den Körper fließt, werden wir körperlich und geistig fit. Wir fühlen uns erfrischt und heiter gestimmt. Man leidet nicht mehr unter Steifheit und Unlustgefühlen, gewinnt Raum für geistige Aktivitäten, nimmt größeren Anteil an den Geschehnissen in der Welt und kann auf sie ausgeglichener reagieren.

»Die Freude am Leben hört nicht auf, wenn man alt ist. Vielmehr ist man alt, wenn die Freude am Leben aufhört.«   (Sprichwort)

Power Yoga ist Prophylaxe gegen Alterungsprozesse.

Es ist falsch zu glauben, dass Erkrankungen wie Osteoporose oder Arthritis und die damit einhergehenden Gelenkschmerzen, dass Schlafstörungen oder eine größere Anfälligkeit für Infektionen oder Herzinfakt, Kreislaufstörungen und Demenzprozesse notwendigerweise mit dem Alter eintreten. Wir sollten diese Vorstellung über Bord werfen und versuchen, uns auf ein »junges Alter« zu programmieren. Altern beginnt im Kopf. Wenn wir unsere Einstellung ändern und bereit sind, in unseren Körper zu investieren, indem wir ab heute etwas für uns tun, werden wir wahrscheinlich im Alter nicht nur glücklicher, sondern auch nicht pflegebedürftig sein. Power Yoga ist eine »Therapieform«, die ohne Ärzte und Medizin auskommt. Wenn das Training mit einer gesunden Ernährung kombiniert wird, ist es geeignet, Sie jung und gesund zu erhalten und das Immunsystem zu stärken – es wird zu einer optimalen Prophylaxe gegen Alterungsprozesse.

Wenn Sie Ihr Training mit einer gesunden Ernährung kombinieren, werden Sie vitaler, jünger und stärken Ihr Immunsystem.

So integrieren Sie Power Yoga in das Leben

Begeisterung, Inspiration und Lebensfreude findet nur, wer aus sich selbst schöpft. Wenn Sie nur widerwillig regelmäßig Power Yoga üben, sollten Sie nochmals über den Sinn des Trainingsprogramms für Sie und über Ihre Prioritäten im Leben nachdenken. Welchen Stellenwert räumen Sie Ihrem körperlichen und geistigen Wohlergehen ein? Lassen Sie sich von der Hektik des Lebens aus der Balance bringen? Erledigen Sie immer nur die dringlichen Angelegenheiten und vergessen Sie darüber die wichtigen persönlichen Dinge? Sind Sie zu nachgiebig gegenüber sich selbst, manchmal von sich enttäuscht und deshalb lustlos? Wann wollen Sie damit beginnen, das zu tun, wonach Sie sich sehnen, wenn nicht jetzt?

Power Yoga steigert die Lust am Körper und am Leben.

Oft verleiden wir uns die Freude am Trainieren, weil wir zu kritisch oder zu streng mit uns sind. Ich empfehle daher jedem, sich beim Training ohne Bewertung, wie ein neutraler Zeuge zu beobachten. Auf diese Weise werden Sie für die Botschaften des Körpers und Ihrer Gefühle offener. Ihnen können Sie sehr viel entnehmen.

Oft führt uns unser Lebensweg gerade dort entlang, wo wir mit Ängsten und Widerständen reagieren. Sie saugen Energie ab und bringen jeden kreativen Gedanken zum Erlahmen. Wenn Sie Ängste haben und einen Unwillen spüren, mit Power Yoga zu beginnen, sollten Sie diesen die notwendige Aufmerksamkeit schenken und versuchen, ihre Ursachen aufzuspüren. Nur dann können Sie Reaktionsmuster auflösen, Unlust in Lust verwandeln und einen freieren Zugang zu sich und zu ihrer Umwelt finden. Sie werden dann wohlgeprüfte Alltagspfade, vielleicht auch Ihre »Komfortzone« verlassen und Handlungsräume erschließen können, in denen Sie sich wiederfinden. Das Power-Yoga-Trainings-Programm wird Sie dabei unterstützen.

Power Yoga inspiriert und lässt Sie neue Handlungsräume erkunden.

Sie können Power Yoga zu jeder Tageszeit üben und die Übungszeiten flexibel gestalten (s. auch S. 26ff.).

Hitze und Kraft

»Das alte ABC des Erfolgs lautet: Können, Neuanfänge und Mut.«
(C. Luckman)

Power Yoga entgiftet
den Körper und klärt
den Geist.

Beim Power Yoga ist die Verbindung zwischen Bewegungsfluss und kontrollierter Atemtechnik einzigartig. Sie erzeugt Wärme, die während des ganzen Übungsverlaufs im Körper zirkuliert, ihn entgiftet und therapeutisch wirkt. Schon im klassischen Ashtanga wird die Entgiftung als Voraussetzung für körperliches und seelisches Gleichgewicht angesehen. Wenn wir überlegen, wie vielen Umwelt-Schadstoffen wir ausgesetzt sind und welche chemischen Zusatzstoffe unsere Nahrungsmittel enthalten, erkennen wir, wie wichtig es ist, den Körper von schädlichen Schlacken zu befreien, ihn zu reinigen und wieder in Balance zu bringen.

Durch die Entgiftung werden das Immunsystem gestärkt, Stress, Schlafstörungen, emotionale Blockaden und körperliche Verspannungen abgebaut. Die Sinneswahrnehmung wird sensibilisiert und statt zu konsumieren beginnen wir zu genießen! Ohne innere Wärme kann jedoch die Energie nicht freigesetzt und zum Fließen gebracht werden, die zur Entschlackung des Körpers benötigt wird – und dazu negativ bewertete Gefühle und Körperzonen in positiv besetzte zu verwandeln.

Die Hitze macht das Bindegewebe geschmeidig und führt zur Schweißbildung. Durch die Wärme werden Muskeln und Organe von Giften gereinigt, die Stoffwechseltätigkeit nimmt zu und Vitalstoffe wie Mineralien oder Vitamine können besser aufgenommen werden. Muskelverhärtungen werden gelöst und Muskeln besser trainierbar. Sie werden körperlich und damit auch geistig flexibler, Sie beginnen, sich Ihrer körperlichen Kapazitäten bewusst zu werden und der Aufbau von Kraft wird begünstigt. Mehr Kraft führt wiederum zu Entschlossenheit und das wirkt sich günstig auf die geistige Verfassung aus. Die Kraft entsteht durch:

- statische Muskelkontraktionen (Anspannung von Muskeln in der Ruhestellung)
- das Stemmen des eigenen Körpers
- die Vergrößerung des Lungenvolumens, die zu mehr
- Ausdauer führt
- die Stärkung der Muskulatur
- Erhöhung der Stoffwechseltätigkeit

Von Sportmedizinern wissen wir, dass für Muskeldehnungen Anwärmübungen notwendig sind. Nur so kann das Risiko, sich zu verletzen, gemindert werden.

Power Yoga ist in den USA bei Sportlern seit einigen Jahren als Training sehr beliebt und wird auch von Leistungssportlern in Europa immer häufiger durchgeführt, da es nicht einseitig belastet.

Power Yoga kann Sport- und Fitness-Programme wunderbar ergänzen oder ersetzen: es weicht Muskelverhärtungen auf und balanciert die unterschiedlichen Beanspruchungen des Körpers aus. Die Kraft, die im Power Yoga aufgebaut wird, fördert die Elastizität und diese steigert die Fähigkeit, die Übungen immer besser durchzuführen. Die Wirkung von Power Yoga lässt sich so mit einer Spirale am besten beschreiben: Wärme führt zu großer Flexibilität, diese steigert die Dehnbarkeit von Körper und Muskeln, wodurch die Kraft und die Elastizität größer werden, die Sie auch in die Übungen hineintragen, wodurch Sie mehr Wärme beim Trainieren erzeugen. Power Yoga wird deshalb umso wirkungsvoller, je länger Sie es praktizieren und je besser Sie es beherrschen.

> Power Yoga dehnt den Körper, schont dabei jedoch Gelenke und Muskeln.

> Power Yoga ist eine Kraftspirale.

Power Yoga und Konzentration

Freifließende Energie und die Hitze können im Power Yoga ohne Konzentration nicht erzeugt werden. Konzentration meint hier Achtsamkeit, eine Fokussierung der Vorgänge im Körper und eine verbesserte Selbstwahrnehmung. Sie stimuliert die Funktionen des vegetativen Nervensystems, den Herzrhythmus, die Muskeltätigkeit u. a. – wir kennen Entspannungstechniken und Verfahren, die mit dem Mittel der Konzentration arbeiten, wie das autogene Training und die progressive Muskelentspannung.

In unserem Kulturkreis herrscht das Prinzip der Fülle. Oft ist der Tagesablauf lückenlos durchorganisiert und es fällt uns schwer, zur Ruhe zu kommen. Selbst in besinnlichen Augenblicken schießen uns alle möglichen Gedanken durch den Kopf.

Meditationstechniken, die dem Meditierenden keinen verbalen Boten (Mantra) wie etwa die Silbe OM bieten, an dem sich der Geist festhalten kann, erschweren es anfangs, geistig leer zu werden und sich zu entspannen. Die Konzentration auf das »Nichts« braucht einen Anker. Das ist im Power Yoga die Atmung.

Je besser Sie die Übungsabläufe beherrschen, in den Ruhestellungen Muskelpartien kontrahieren und die Bandha anspannen können, um Hitze aufrechtzuerhalten, desto gleichmäßiger werden Sie

> Konzentriertes Atmen entspannt den Geist!

> Konzentration und Energiesteigerung werden im Power Yoga durch bewusstes Atmen herbeigeführt. Es intensiviert die Selbstwahrnehmung und aktiviert die Selbstheilungskräfte des Körpers.

21

Ihre Konzentration auf Ihren Atem und Ihren Körper verteilen können. Doch dazu müssen Sie trainieren – und eben auch üben, sich zu konzentrieren.

In der Relaxphase des Power Yoga sind die Gehirnwellen denen in Meditationszuständen (Alphawellen) vergleichbar. Durch die vermehrte Sauerstoffaufnahme beim bewussten Atmen wird der Kopf klar. Durch das Zusammenspiel von Atmung und Bewegung werden Sie innerlich ruhig, sind aber dennoch geistig vollständig wach! Sie dürfen nicht erwarten, dass sich diese Wirkung gleich zu Anfang einstellt, wenn Sie noch zu sehr mit der Koordination der Einzelelemente der Übungsabläufe beschäftigt sind. Bis sie sich entfaltet, braucht es ein bisschen Zeit.

Wenn Sie Power Yoga erlernt haben, werden Sie eine Schwelle übertreten: Es wird so sein, als hätten Sie einen Gipfel erklommen und würden eine weite, wunderschöne Landschaft überschauen. Sie werden in einem Reich sein, in dem Ihre Energie mit der kosmischen Energie verschmilzt.

Power Yoga ist dann am wirkungsvollsten, wenn Atmung, Bewegung und Muskelanspannung perfekt zusammenspielen.

Das »Ozeanische Atmen« und die Bandha

Bewusstes Atmen sensibilisiert für den eigenen Körper. Es regt die Sinne an und stimuliert wichtige Körperfunktionen.

Die Atmung ist für den Menschen von einer Bedeutung, die weit über das Biologische hinausreicht. Sie ist nicht nur für die Gesundheit essenziell, sondern verbindet uns mit der Außenwelt und unseren Mitmenschen genauso wie mit der Innenwelt und jeder einzelnen Zelle in unserem Körper.

Wenn wir den eigenen Atem wahrnehmen, erhöht sich der Grad unserer Bewusstheit. Wir können das Leben besser annehmen und unser Potenzial ausleben. Ein schwaches Bewusstsein unserer selbst dagegen macht uns anfälliger für Stress, Ängste, Unruhe, Unzufriedenheit, Ärger, Wut und Verzweiflung, für diffuse Stimmungszustände und das Auf und Ab der Emotionen. Wenn wir flach atmen, werden nicht nur ganze Bereiche unseres Körpers schlecht mit Sauerstoff versorgt (was schlimmstenfalls zu Erkrankungen wie Krebs führen kann), sondern auch alte Gefühle im Körper festgehalten. Es bilden sich Energieblockaden. Aktuelle Gefühle hingegen werden auf Distanz gehalten.

Tiefe Atmung klärt die Gedanken, beruhigt die Nerven und Bronchien und versorgt den Unterleib besser mit Energie. Sie wirkt positiv auf die Energiezentren des Körpers, auf die Chakren. Wenn diese Energiezonen direkt angesprochen werden, kommen wir in Kontakt mit unserem Kraftzentrum, wir spüren uns und können unsere Fähigkeiten besser identifizieren. Wir nehmen Körper, Geist und Seele als ein interagierendes Ganzes wahr und können damit beginnen, ganzheitlich zu handeln.

Der Atem ist mit Prana verbunden. Wir nehmen Prana mit dem Einatmen auf. In der Yoga-Philosophie ist Prana die Lebenskraft schlechthin, die »Gesamtenergie, die in einem menschlichen Wesen vorhanden ist ... Das Fehlen von Prana führt zum Tod«. (A. G. Mohan)

Prana ist für alle Lebensfunktionen entscheidend und die richtige Atmung ist das Mittel, mit dem Prana gesteuert und durch das mit ihm gearbeitet werden kann. Ich werde später noch auf spezielle Atemübungen, das Pranayama, eingehen, die die Energiekanäle in unserem Körper für Prana öffnen.

Mit dem Atem schöpfen wir Lebensenergie und stoßen in unser Zentrum vor.

Die Atemtechnik

Bevor Sie sich der Atemtechnik im Power Yoga zuwenden, bitte ich Sie, sich mit der tiefen Atmung vertraut zu machen:

– Beobachten Sie, wie sich die Bauchdecke während des tiefen Ein- und Ausatmens hebt und senkt.
– Schließen Sie den Mund und atmen Sie durch die Nase ein und aus.

Tiefes Durchatmen lässt Sie Ihren Körper und Ihre Gefühle erleben, beim Atemausstoßen intensivieren Sie die Entgiftung des Körpers.

Es erfordert etwas Mühe, diese Atmung durchzuführen, da für das Einatmen viel Energie benötigt wird.

Eine andere Atemtechnik unterstützt die Entgiftung des Körpers. Wenn Sie diese beherrschen, können Sie tief einatmen, ohne sich dabei anzustrengen:

Stoßen Sie beim Ausatmen so viel Luft wie möglich aus. Beobachten Sie die Bewegung des Zwerchfells, wenn Sie den Bauch einziehen und sanfter Druck auf den unteren Bereich des Brustkorbs und die Unterleibsorgane erzeugt wird. Die Luft strömt nun aus den Lungen. Entspannen Sie anschließend die Muskeln. Die Lungen werden sich danach wie von selbst wieder mit Luft füllen.

Vorbereitung auf das »Ozeanische Atmen«

Diese Atemtechnik stärkt das Zwerchfell. Wenn Sie sie eine Weile geübt haben, sind Sie auf das »Ozeanische Atmen« vorbereitet.

Den Begriff »Ozeanisches Atmen« habe ich selbst geprägt. Es wird im Ashtanga »Ujjayi« genannt. Das Geräusch, das bei dieser Atmungsweise erzeugt wird, erinnert an Wellen, die am Strand brechen und wieder in den Ozean zurückfließen.

Das »Ozeanische Atmen« beim Power Yoga

Im Power Yoga wird ausschließlich durch die Nase geatmet. Der Mund bleibt während der gesamten Übungsphase geschlossen, so

23

dass keine Energie verlorengeht. Der Rachen wird ein wenig zusammengezogen bzw. der Hals verengt. Der Atem fließt hörbar über die Stimmbänder und wird durch die Halsverengung intensiv erlebbar. Unregelmäßigkeiten in der Atmung können durch die »Feed-back-Schlaufe« (den entstehenden Ton) wahrgenommen und sofort korrigiert werden.

Das »Ozeanische Atmen« balanciert Stimmungsschwankungen aus und hilft, Emotionsfluten zu lenken.

Den Atem zu kontrollieren bedeutet, Kontrolle über den Geist zu gewinnen! Das Atemgeräusch ist ein Anker für unsere Gedanken und schützt vor Ablenkungen. Wenn der Geist beruhigt und gelenkt ist, sind wir weniger anfällig für Stimmungsschwankungen und können Impulse aus dem Unbewussten besser steuern. Dadurch wird der Leidensdruck verringert und das Fixiertsein auf flüchtige Lebensmomente aufgehoben, ohne dass dabei Gefühle verdrängt werden müssten.

Üben Sie das Atmen so lange, bis Sie Ihren natürlichen Rhythmus finden. Seien Sie geduldig mit sich – der Einsatz lohnt!

Die Verknüpfung der Atemtechnik des Power Yoga mit dem Gebrauch der Bandha erfordert etwas mehr Zeit. Doch lassen Sie sich nicht entmutigen, versuchen Sie ozeanisch zu atmen und bereiten Sie sich auf diese Weise schon jetzt auf die Übungen des Power Yoga vor.

Bandha und die Verfeinerung der Atmung

Die Bandha erhöhen die Wirkkraft der Atmung beim Power Yoga.

Die Bandha spielen im Power Yoga eine große Rolle, weil sie im Körper Wärme erzeugen und damit die Reinigungsvorgänge unterstützen. Sri K. Pattabhi Jois war der Ansicht, dass ohne korrekte Anspannung der Bandha Yoga-Übungen nicht viel mehr als Gymnastik sind. Also möchte ich auf die Bandha mein besonderes Augenmerk lenken.

Durch Atemübungen können die Schlacken im Körper leichter verbrennen – die Bandha intensivieren diesen Vorgang. Mit den Bandha kann man den Atem dorthin lenken, wo Schlacken festsitzen, und mit ihrer Hilfe ist der Energiefluss kontrollierbar.

Im Power Yoga werden aktiv zwei Bandha genutzt, das Uddyana bandha und das Mula bandha: Wenn die Wirbelsäule gestreckt ist, der Kopf zurückgenommen und das Kinn leicht gesenkt (Jalandhara bandha – die Voraussetzung zur Beherrschung der anderen Bandha), können die Schlacken von Udiyana bandha gehoben werden. Mula bandha hilft, sie so lange dort zu halten, wie für die Verbrennung Zeit benötigt wird.

Bandhas intensivieren die Entgiftungsprozesse und stimulieren die geistige Klarheit.

Bandha sind Sperren, die durch Muskelanspannungen entstehen. Durch die Nutzung der Bandha wird auch die Durchblutung des Beckens verbessert und das Lungenvolumen vergrößert.

Die unterschiedlichen Bandha sind:

– Udiyana bandha

Der Nabel wird ein- und hochgezogen und das Zwerchfell sowie der Unterbauch werden angehoben. Die Bauchmuskeln und das Zwerchfell stoßen aufeinander und stärken sich gegenseitig. Beim Ausatmen wird der Nabel in Richtung Wirbelsäule gesogen – daraus entsteht automatisch das Mula bandha.

Das Udiyana bandha wird nach dem Ausatmen, im Moment der Atemverhaltung vor dem nächsten Atemzug durchgeführt. Wenn Sie das Udiyana bandha wieder lösen, entspannen sich Oberbauch und Zwerchfell. Die Anspannung im Unterbauch wird dagegen aufrechterhalten.

– Wenn die Muskeln durch das Udiyana bandha unterhalb des Nabels zusammengezogen sind, während die Bauchmuskeln oberhalb des Nabels locker bleiben, spricht man vom **Mula bandha**. Das Mula bandha wirkt in dem Bereich zwischen Nabel und Beckenboden, indem die Dammmuskulatur zusammengezogen und angehoben wird.

Udiyana bandha und
Mula bandha

> Üben Sie die Bandha gleich von Anfang an richtig! Es braucht Zeit, bis Sie die subtile Technik beherrschen. Doch vergessen Sie nicht: Schon der Weg ist das Ziel!

Der Blick

Im Power Yoga ist die Blickrichtung wichtig. Ich möchte hier das komplizierte »Drishi« vernachlässigen, aber betonen, dass der Blick im Power Yoga der Richtung des Kopfes folgt. Beim Geradeausschauen wird ein Punkt gesucht, auf dem der Blick ruhen kann. Vermeiden Sie es, die Augen unruhig hin- und herzubewegen.

Im Power Yoga folgt der
Blick immer der Richtung
des Kopfes.

Spezielle Atemübungen oder Pranayama

Bei allen Atemtechniken spielen Zeit, Anzahl der Atemzüge und Konzentration eine Rolle, durch alle wird die Atmung gelenkt und zentriert. Im Yoga geht man davon aus, dass sich Unreinheiten und Verschlackungen unterhalb des Nabels im Bauch absetzen. Durch konzentriertes Atmen werden die Schlacken verbrannt und der Geist geklärt.

Prana bedeutet weit mehr als Atem. Prana ist Lebenskraft und existiert in allen Lebewesen. Idealerweise sollte Prana gebündelt sein und in eine Richtung fließen.

Steuerung des Atems
und Energiebündelung
durch Power Yoga.

Mit Pranayama ist nicht nur Atemkontrolle, sondern – wenn man der Übersetzung aus dem Sanskrit folgt – die Ausdehnung der Gesamtenergie gemeint. Im Pranayama geht es darum, den Atem so zu steuern, dass durch ihn die Körperenergie zusammenfließt und sich steigert. Dadurch werden Körper und Geist erfrischt.

Pranayama-Atemtechniken

In der hier angewandten Pranayama-Praxis wird das Ausatmen betont:

Zuerst wird die Luft beim Atmen aus dem Bauch gepresst, dann strömt der Atem aus der Lunge aus. Die gesamte Luft sollte nach außen befördert werden. Nach dem Einatmen sollten Sie den Atem nicht zu lange anhalten.

Es gibt, je nach dem Ziel, das durch die bewusste Atemtechnik erreicht werden will, verschiedene Methoden des Pranayama – so etwa die Technik zur Verlängerung der Ausatmung, der Einatmung und der Pausen zwischen den Atemzügen oder die Methode, die Aus- und Einatmung gleich lang durchzuführen.

Pranayama können Sie stehend, sitzend (am Boden oder auf einem Stuhl) oder liegend praktizieren. Die Wirbelsäule sollte dabei gerade sein.

Pranayama führt zum Selbst, befreit von alten Gefühlsbindungen und erfrischt den Geist.

Die Wirkungen von Pranayama können sich auf physischer oder psychischer Ebene zeigen. Alte Gefühle können erinnert, nochmals durchlebt und aufgearbeitet werden. Es ist meines Erachtens am besten, Pranayama im Beisein eines Lehrers zu üben oder erst, nachdem man eine Weile Yoga praktiziert hat. Nur dann kann die Integration von plötzlich aufsteigenden Gefühlen garantiert werden.

Auf spezielle Übungen des Pranayama werde ich im Anwendungsteil noch eingehen.

Power Yoga – Übungszeiten

Morgens

Am Morgen bietet sich für Power Yoga die Zeit unmittelbar nach dem Aufstehen oder vor dem Frühstück an. Vielleicht sind Sie frühmorgens noch ein bisschen ungelenkig, aber das wird sich nach und nach legen. Power Yoga kann Ihnen einen richtigen Energieschub für den Tag geben, Sie kommen in Schwung und gehen Probleme mit größerer Gelassenheit an.

In der Mittagspause

In der Mittagspause wirkt Power Yoga entspannend und ausgleichend. Es ist ein richtiger Fitmacher und wird in Amerika schon von vielen Unternehmen den Mitarbeitern angeboten. Wenn Sie die Möglichkeit haben, so suchen Sie sich einen ruhigen Ort, an dem Sie üben können. Schon eine kurze Übungssequenz wird Sie erfrischen. Steigern Sie die Wirkung, indem Sie die Relaxphase am Ende des Programms verlängern!

Am Nachmittag oder Abend kann Power Yoga hervorragend helfen, Stress abzubauen. Die Übungen bringen Ihnen Konzentration zurück und steigern Ihre Wachheit auch für die kostbaren privaten Stunden zu Hause.

Nachmittags oder abends

Der Zeitplan

Das Power-Yoga-Trainings-Programm berücksichtigt Ihren individuellen Zeitplan. Ich möchte Ihnen einige Vorschläge geben, wie Sie Ihr Power-Yoga-Programm gestalten können:

Dauer:	7–10 Minuten
Übungen:	Sonnengruß A und B jeweils dreimal ausführen.
Vorteil:	Der Sonnengruß ist ein komplettes, in sich abgeschlossenes Work-out: Es entstehen keine Unausgewogenheiten; Sie erfahren eine Erfrischung, werden elastischer.
Nachteil:	Keiner

Dauer:	20 Minuten
Übungen:	Sonnengruß A und B jeweils fünfmal ausführen.
Vorteil:	Gesamtphysiologische Erfrischung, Ausdauer und Kraft werden gefördert.
Nachteil:	Keiner

Dauer:	35–45 Minuten
Übungen:	Sonnengruß A und B, jeweils dreimal ausführen. Alle Standpositionen mit drei Atemzügen in den gehaltenen Postionen und Abschlusspositionen. 1–3 Minuten liegen.
Vorteil:	In einer guten halben Stunde haben Sie Kraft und Ausdauer trainiert.
Nachteil:	Ihnen fehlen die sitzenden und liegenden, integrativen Positionen – Sie haben nur die »halbe Miete«, aber das ist besser als nichts! Die Abkühlphase ist extrem kurz.

Dauer:	25–35 Minuten
Übungen:	Sonnengruß A und B dreimal ausführen. Sitzende Positionen Schlusspositionen Liegen

Vorteil:	Erfrischung und Ruhe. Elastizität.
Nachteil:	Weniger Kraftaufbau und Stärke.

Dauer:	Ca. 75 Minuten
Vorteil:	Komplett-Training mit allen positiven Aspekten von Power Yoga.
Nachteil:	Keiner

Dauer:	Individuell mit dem Lehrer abzustimmen.
Übung:	Individuelle Sequenzen, die auf Ihre körperlichen, geistigen und seelischen Bedürfnisse zugeschnitten sind.
Vorteil:	Individualisiertes Komplett-Training (s. o.)
Nachteil:	Zeitaufwand (ev. aushäusig trainieren)
(Alternative: Bitten Sie den Yogalehrer/dieYogalehrerin, zu sich nach Hause zu kommen!)	

Dauer:	Intensiv-Wochenende (Kleingruppe)
Übung:	Power Yoga, Pranayama, Meditation
Vorteil:	Persönliche- und Gruppen-Intensiverfahrung
Nachteil:	Einsatz eines Wochenendes (insg. 10–12 Stunden)

Power Yoga wurde oft als Work-out für Sexbesessene bezeichnet. Dazu ist zu sagen, dass selbstverständlich jeder für sich entscheidet, in welche Richtung er die Energie lenken möchte, die dieses Training zweifellos freisetzt: Der eine mag sie in kreative Arbeit oder Meditation fließen lassen, der andere in Fun und für einige wird Sex ein Gebiet sein, auf dem sie Neues erfahren wollen.

Für das Power-Yoga-Training gilt: Ohne Fleiß kein Preis! Durch Disziplin und Kontinuität werden auch hier die besten Ergebnisse erzielt. Mein Rat: Verlieben Sie sich einfach in die für das Power Yoga erforderliche Disziplin und nehmen Sie ihr so den Stachel des Zwangs! Nach einer Weile werden Sie merken, dass sich die anfängliche Selbstverpflichtung zum Trainieren in den Wunsch oder die Sehnsucht verwandelt hat, endlich wieder üben zu dürfen!

Das wird dann der Fall sein, wenn Sie spüren, wie wohltuend die Übungen für Sie sind. Wenn Sie erleben, wie sich plötzlich alle Blockaden in Ihrem Körper auflösen und die Lebensenergie in neuen Bahnen fließt.

Wenn Sie die Atemtechnik und die Übungen beherrschen, können Sie auch mit Musik trainieren – sofern Ihre Konzentrationsfähigkeit dadurch nicht gestört wird.

Power Yoga wirkt wie jede andere Erfrischung: Man will auf sie nicht mehr verzichten.

Vor dem Start

- Sprechen Sie bitte vor Trainingsbeginn mit Ihrem Arzt
  - wenn eine Schwangerschaft besteht
  - nach operativen Eingriffen
  - nach schweren Krankheiten
  - bei Rückenverletzungen
  - bei Bluthochdruck
  - bei Schwächegefühlen und chronischen Krankheiten
- Vertrauen Sie Ihrem Gefühl und bleiben Sie mit dem Körper »in Kontakt«. Dann werden Sie die für Sie richtige Übungsintensität finden.
- Beginnen Sie langsam mit den Übungen! Nehmen Sie sich nicht zu viel vor, sondern gehen Sie mit dem Programm Übung für Übung weiter, bis Sie die einzelnen Serien erlernt haben und mit dem Atem koordinieren können – je langsamer und konzentrierter Sie atmen, umso bewusster und kontrollierter werden Sie das Training durchführen können. Wenn Sie weniger ehrgeizig sind, und das Programm nicht gleich perfekt durchführen wollen, werden Sie die Übungen einfühlsamer, schonungsvoller und im Einklang mit ihren körperlichen Bedürfnissen vollziehen.
- Vergleichen Sie sich nicht mit anderen! Jeder hat sein eigenes Tempo. Passen Sie die Übungen Ihrem eigenen Rhythmus an. Dann werden Sie die größten Fortschritte erzielen.
- Üben Sie Power Yoga immer barfuß, damit die Zehen guten Halt haben und der Fuß die Unterlage spürt (der Gebrauch einer dünnen Yogamatte hat sich bewährt).
- Achten Sie auf die gleichmäßige Belastung der Füße und eine gerade Wirbelsäule!
- Der Übungsraum sollte eine angenehme Temperatur haben und gut gelüftet sein.
- Überanstrengen Sie sich nicht!
- Dehnen Sie Ihre Muskeln nur so weit, wie es Ihnen möglich ist!
- Lächeln Sie sich während der Übungen innerlich zu!
- Finden Sie Ihren persönlichen Übungsrhythmus und spielen Sie mit Übungsgeschwindigkeiten. Je langsamer Sie die Übungen vollziehen, desto schwieriger wird das Training, denn Sie benötigen für eine verlangsamte Atmung viel Kraft. Wenn Sie sich ausagieren wollen, dann führen Sie die Übungen schnell durch – passen Sie Ihr Tempo einfach Ihrer jeweiligen Tagesform an!
- Fehler, die sich am Übungsbeginn einschleichen, sind später schwer zu korrigieren! Es lohnt sich, geduldig zu sein. Üben Sie jede Position so lange, bis Sie sie perfekt beherrschen und gehen Sie das ganze Programm erst dann durch, wenn auch die letzte Übung sitzt.

Beginnen Sie mit dem Power-Yoga-Training ganz ungezwungen: Erlernen Sie es langsam und achten Sie auf Ihren individuellen Zeitrhythmus, der je nach Tagesverfassung wechselt.

Wärme von innen entwickeln

Jedes erfolgreiche und ausgewogene Körpertraining beginnt mit einem Warming-up. Die dabei entstehende Tiefenwärme reicht bis in die Körperzellen hinein, vergrößert das Volumen für die Sauerstoffaufnahme und intensiviert den Stoffwechsel.

Ohne die Erwärmung des Körpers kann Energie nicht frei durch Gelenke, Muskelfasern und Organe fließen. Doch erst durch einen freien Energiestrom lösen sich Blockaden und Verspannungen im Körper.

Durch ein sanftes Warming-up beginnt Energie zunächst langsam durch die Muskeln zu strömen. Sie werden nicht extrem beansprucht und Verletzungen sind unwahrscheinlich – wie oft haben wir von Sportverletzungen gehört, die aufgrund zu großer Anspannung »kalter« Muskelpartien entstanden sind!

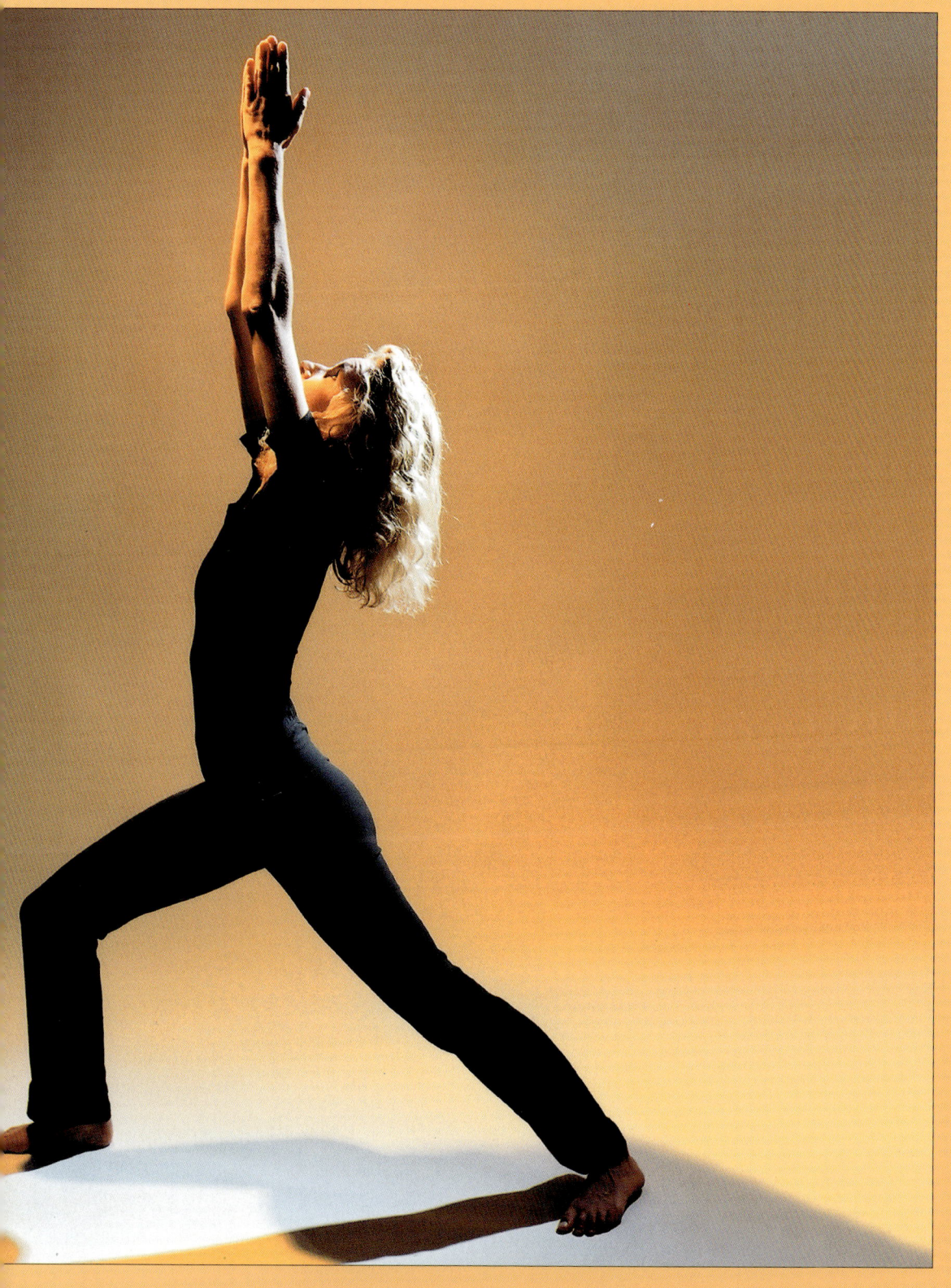

Nutzen für Körper, Geist und Seele

Das Power-Yoga-Warming-up kräftigt den Körper und macht ihn geschmeidig, ohne Ungleichgewichte zu erzeugen. Sie merken, wie elastisch die Wirbelsäule ist. Der Rücken wird beweglicher, Verspannungen lösen sich. Das Warming-up bietet einen harmonischen Wechsel von Ruhe und Bewegung, da Muskelpartien abwechselnd angespannt und entspannt werden. Sie werden körperlich und geistig ausgeglichen, finden allmählich zu Ihrer natürlichen Balance zurück!

Dauer der Übungssequenzen

Sonnengruß A: ca. 1 bis 1,5 Minuten
Sonnengruß B: ca. 1,5 Minuten
Die Übungen von Sonnenguß A und B mindestens drei- bis fünfmal wiederholen. Sie können aber auch jede Übung zehn- und zwanzigmal, ja beliebig oft wiederholen.
Wer wenig Zeit hat, kann das Training nach dem Sonnengruß A und B beenden, denn schon das Warming-up ist ein komplettes, in sich abgeschlossenes »work-out«!

Im Power Yoga wird, um volle Wirkung der Dehnungen in den einzelnen Positionen zu erzielen, durch die Varianten A und B des Sonnengrußes innere Wärme erzeugt.
Alle Körperpartien werden dabei angesprochen!

Warming-up

»Die Yogapraxis führt ein tiefes Bewusstsein für Maßstab und Proportion herbei. Wenn wir uns ganz auf unseren Körper besinnen, unser erstes Instrument, und es spielen lernen, führen wir ein Maximum an Resonanz und Harmonie herbei. Bei täglicher Übung verfeinern und animieren wir jede Zelle mit unermüdlicher Geduld, entschlüsseln und befreien Kapazitäten, die andernfalls dazu verdammt wären, unentdeckt zu bleiben.

Was ist die Alternative? ... Menschen werden die Ordnung der Dinge verfluchen, ... Autokraten verlieren sich in herzlosen Haltungen gegenüber ihren Mitmenschen ... das ganze tragische Schauspiel von Menschen, die ihre eigenen Unausgewogenheiten und ihre Frustration an anderen auslassen.«

(Yehudi Menuhin)

Ausgangs- oder Bergstellung (Tadasana)

Tadasana ist die Anfangs- und Endposition aller Übungssequenzen des Sonnengrußes. Der Körper nimmt die Haltung eines bewussten Gradestehens ein. Dadurch wird das Gefühl für Standfestigkeit gestärkt.

Stellen Sie sich vor, wie Ihr Kopf von einer Schnur hochgezogen wird und mit dem Rücken und der Halswirbelsäule eine Gerade bildet. Versenken Sie sich in dieses Bild und Sie werden sich bald sehr leicht fühlen. Gewichte, die auf Ihren Schultern lasten, fallen von Ihnen ab.

Die Füße sind nebeneinander gestellt, das Körpergewicht liegt auf den Fußballen und mittig auf der Ferse. Auf der Höhe der großen Zehen berühren sich die Füße leicht.
Die Schultern sind entspannt.

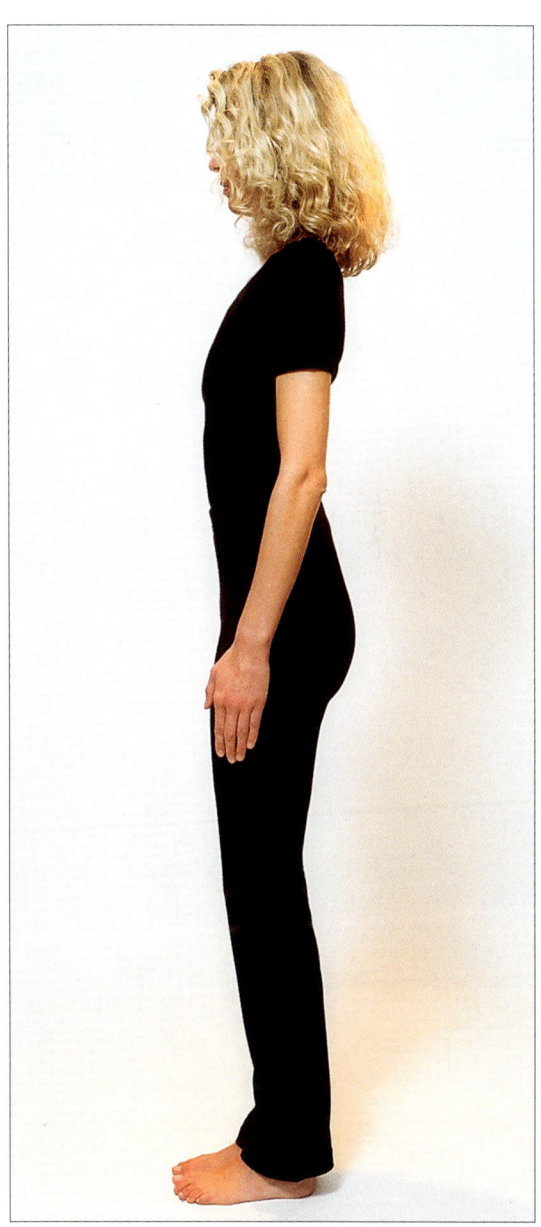

Die Füße verbinden Sie mit der Kraft der Erde. Sie fühlen sich verwurzelt und spüren in Kombination mit der Atmung schon jetzt eine wohltuende Kräftigung!

Die Arme liegen locker auf den Oberschenkeln auf, die Fingerspitzen sind leicht gespannt.

33

Rollen Sie die Schultern nach hinten hin ab, um sich zu entspannen und ziehen Sie die Schulterblätter dann ein wenig aneinander. Dadurch weitet sich der Brustkorb, das Atemvolumen wird größer.

Die zwei Bandha sind angespannt. Konzentrieren Sie sich auf das »Ozeanische Atmen«.

Das Becken ist leicht nach vorne »gekippt«, das Kinn ein wenig nach unten geneigt. Nacken und Rücken bilden eine Gerade.

Nehmen Sie fünf Atemzüge und konzentrieren Sie sich darauf, alle beschriebenen Komponenten der Übung zu berücksichtigen. Machen Sie sich mit der Koordination von Atmung und Haltung vertraut.

Spielen Sie eine Weile mit dem Gleichgewicht, um zu überprüfen, wann und wie Sie am besten fest »wie ein Berg« stehen. Achten Sie auf die richtige Verteilung des Gewichtes!

Sonnengruß A (Suryanamaskara A)

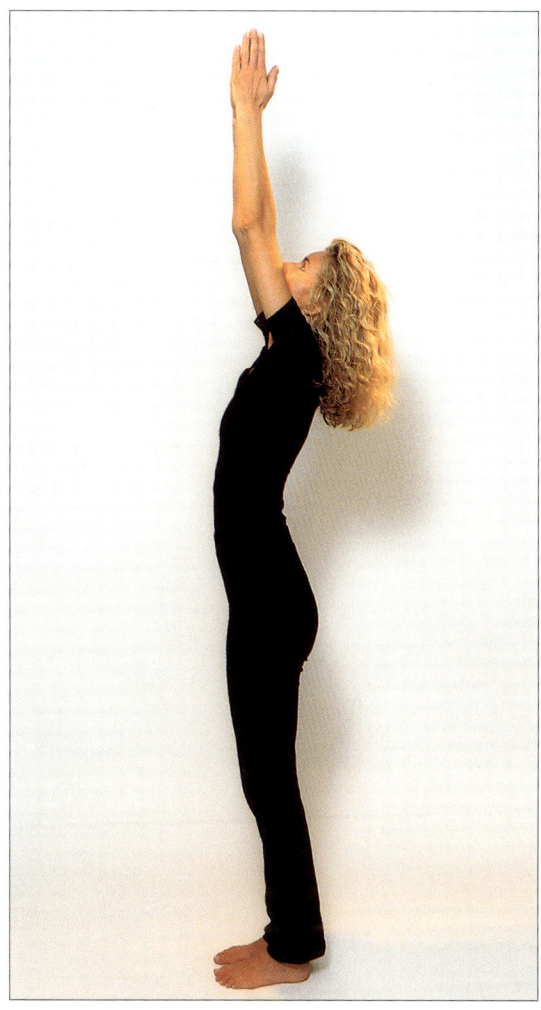

1. Asana

Einatmen. Die Arme seitlich ausstrecken und nach oben führen, bis sich die Handflächen berühren. Der Kopf liegt sanft im Nacken (nicht zu weit zurücklegen), der Blick geht nach oben. Die Oberschenkelmuskeln sind angespannt (statische Muskelkontraktion), die Kniescheiben leicht hochgezogen. Füße und Zehenspitzen liegen flach und entspannt auf dem Boden auf. Halten Sie den Rücken gerade, spüren Sie die Streckung!

2. Asana

Ausatmen. Die Arme bei durchgestreckten Beinen nach unten führen, bis die Handflächen auf dem Boden aufliegen (oder Arme so weit wie möglich nach unten strecken). Der Kopf weist in Richtung Knie oder berührt die Knie, der Blick folgt der Ausrichtung des Kopfes.

> **Vorsicht!** Bei Knie- und Rückenprobleme die Knie leicht anwinkeln!

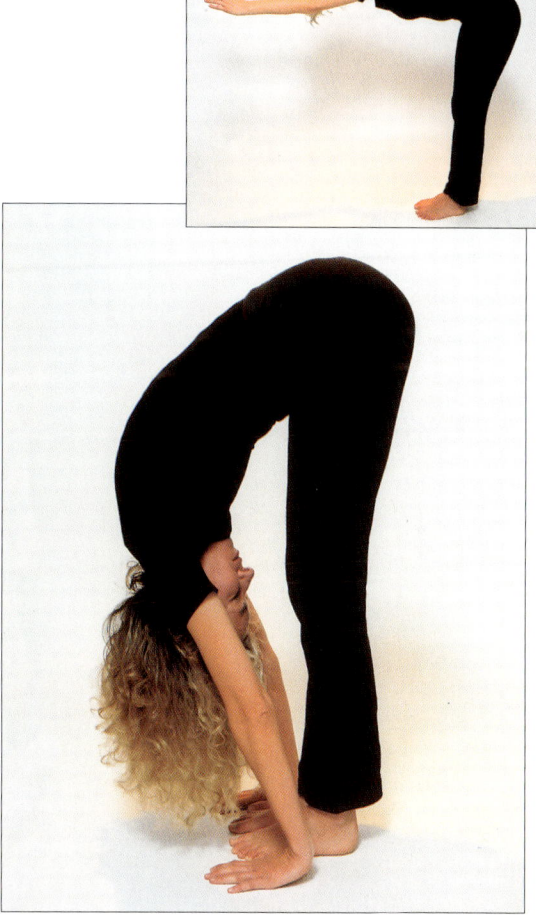

3. Asana

Einatmen. Den Kopf heben und den Rücken strecken. Die Knie bleiben gestreckt oder gebeugt, je nach persönlichem Vermögen.

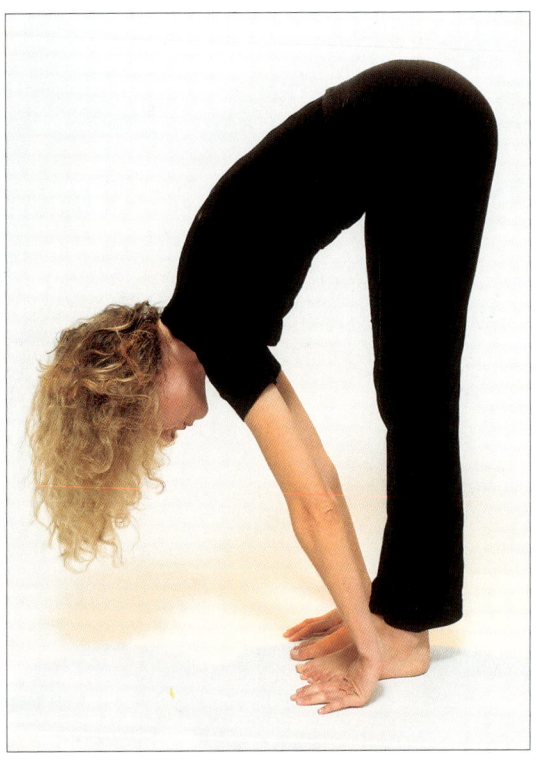

4. Asana Liegestütz oder Chaturanga-Dandasana

Ausatmen. Gehen Sie in den Liegestütz, indem Sie die Füße zurücksetzen oder zurückspringen. Den Oberkörper gestrafft halten! Das Gesäß anspannen, das Becken nicht nachschwingen lassen! Die Ellenbogen liegen am Oberkörper an. Oberkörper, Po und Beine über dem Boden schweben lassen oder mit den Knien abstützen. Nach vorn schauen.

> **Nutzen für Körper, Geist und Seele:** Die Übung kräftigt den Oberkörper und stärkt die Arme.

> **Vorsicht!** Bei Schulterschmerzen unbedingt darauf achten, dass der Körper nicht zwischen den Schulterblättern duchhängt, wenn Sie in den Liegestütz gehen! Fehlt die Kraft für das Hochstemmen des Körpers, die Knie als Stütze nutzen!

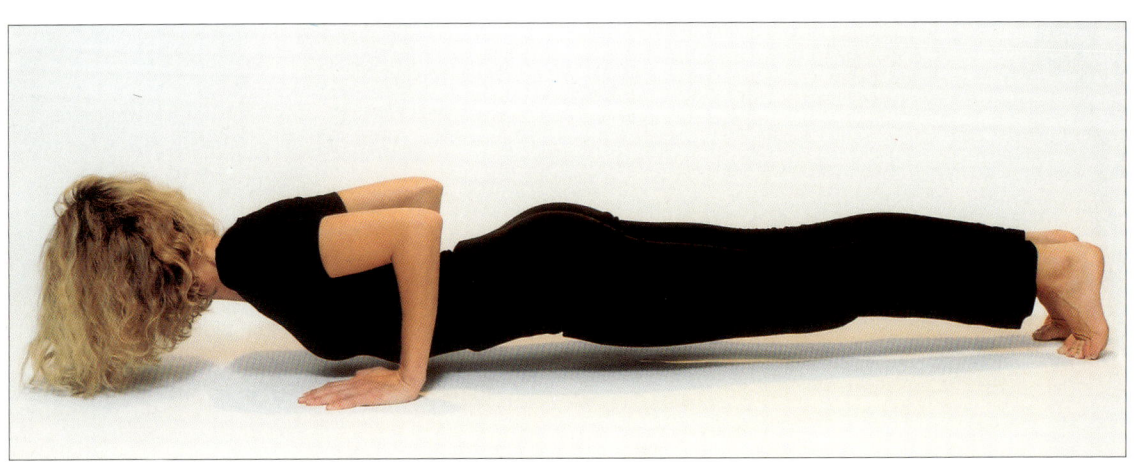

5. Asana »Aufschauender Hund«
oder »Das Herz öffnen«
(Urdhva-Mukha-Shvanasana)

Einatmen. Die Füße rollen über den Boden, bis die Fußsohlen nach oben zeigen. Fußspitzen strecken. Die Handflächen liegen am Boden auf. Legen Sie den Kopf leicht in den Nacken (nicht zu weit). Das Gewicht ruht auf Händen und Füßen. Oberkörper und Oberschenkel schweben über dem Boden.

Nutzen: Knie- und Bein-Stärkung

Vorsicht! Bei Kreuzschmerzen die Beine auf den Boden auflegen! Den Rücken nicht durchhängen lassen!
Die Übung fällt leichter, wenn Sie die Knie auf dem Boden auflegen.

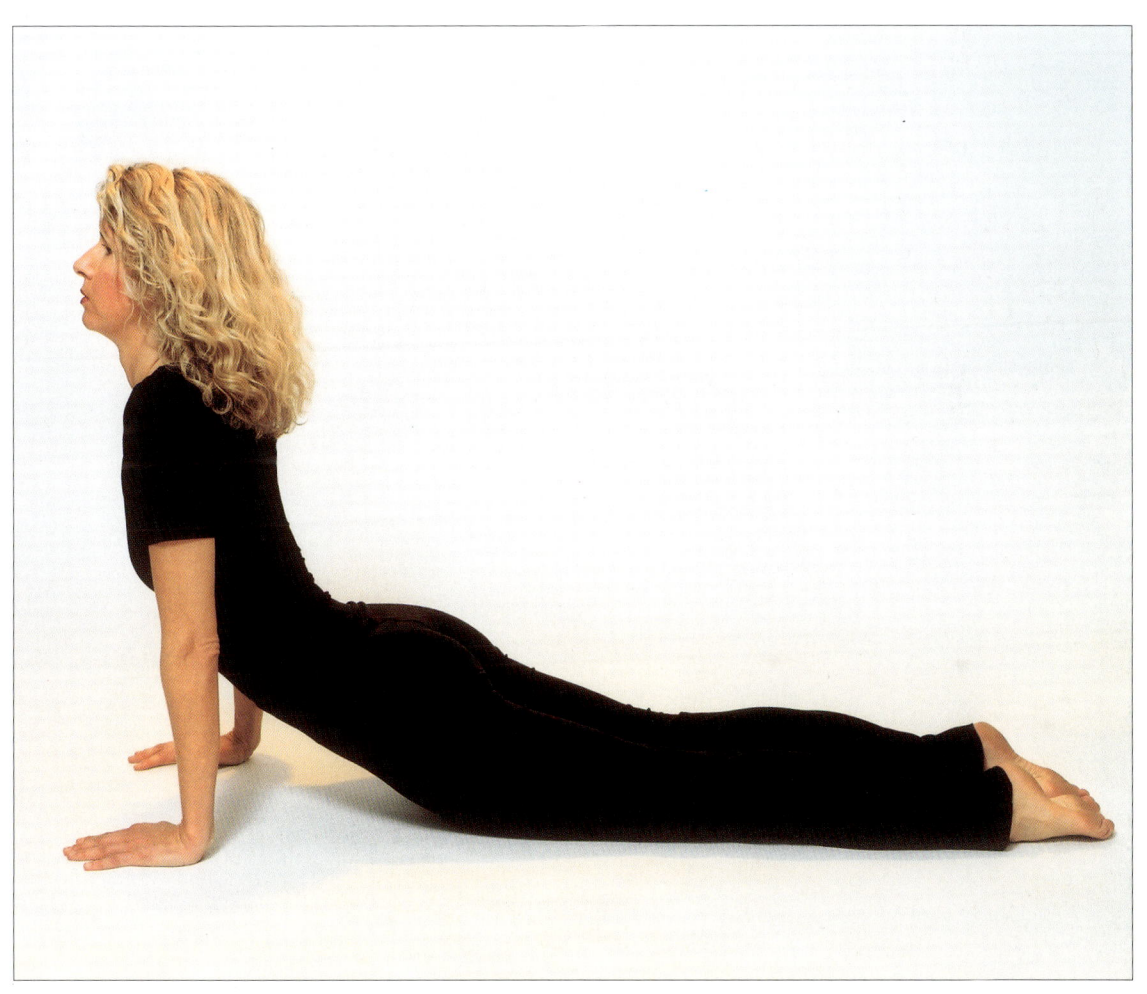

6. Asana »Hinabschauender Hund« (Adho-Mukha-Shvanasana)

Ausatmen. Fußspitzen nach vorn ziehen. Aufrichten. Die Füße stehen parallel zueinander, Abstand ca. auf Hüftknochenbreite. Handflächen gerade auf den Boden auflegen, die Finger spreizen. Den Kopf entspannt hängen lassen, Augen blicken in Richtung Knie. Die Fersen ruhen, wenn möglich, auf dem Boden auf.

Fünfmal aus- und einatmen.
Auf die Bandha und die Atmung achten.

Nutzen: Die Übung stärkt die Kniegelenke, die Schienbein- und Wadenmuskulatur. Beine und Knie bekommen den richtigen Halt!

Vorsicht! Die Füße nicht nach innen drehen!

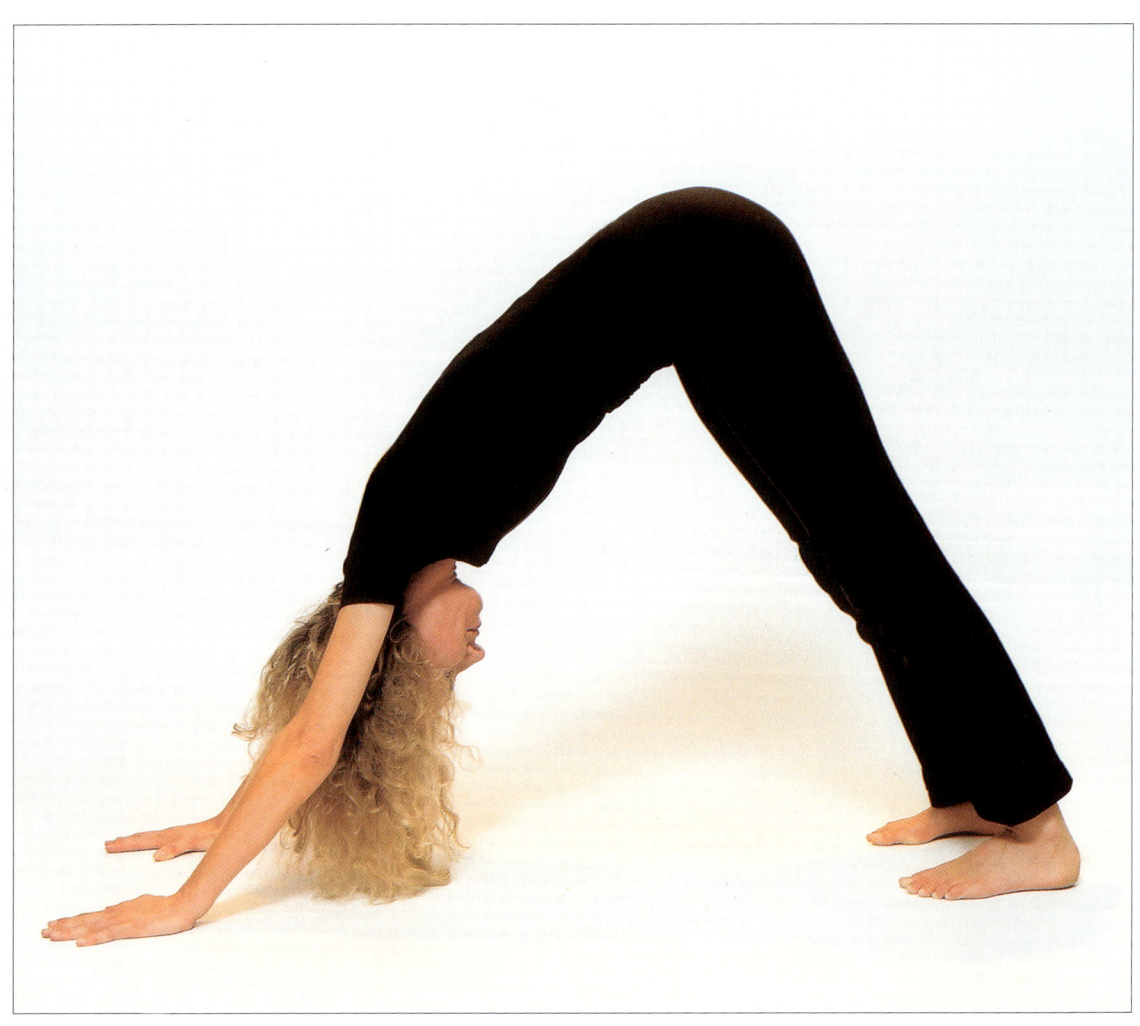

7. Asana

Einatmen. Füße vorn zwischen den Händen am Boden aufsetzen (die Zehen liegen aneinander) oder nach vorn springen. Kopf heben, Rücken strecken. Die Knie sind gestreckt oder leicht gebeugt.

8. Asana

Ausatmen. Den Oberkörper anwinkeln. Den Kopf Richtung Knie führen, wenn möglich bis an die Knie heranziehen.

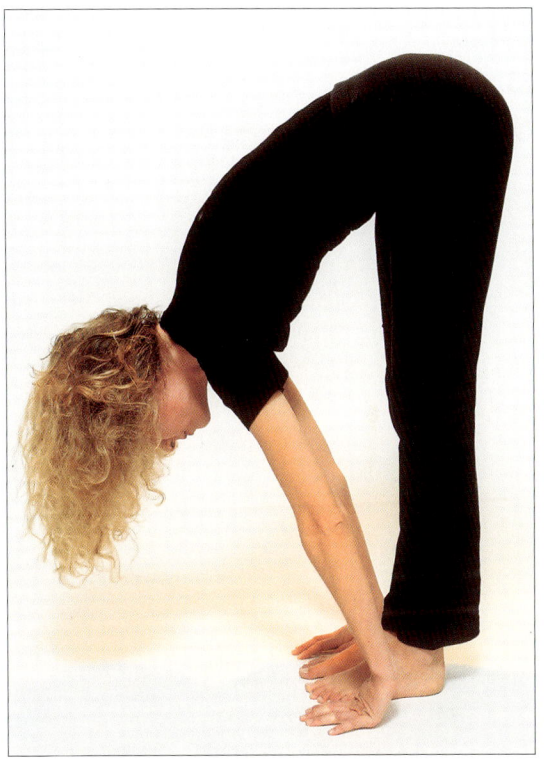

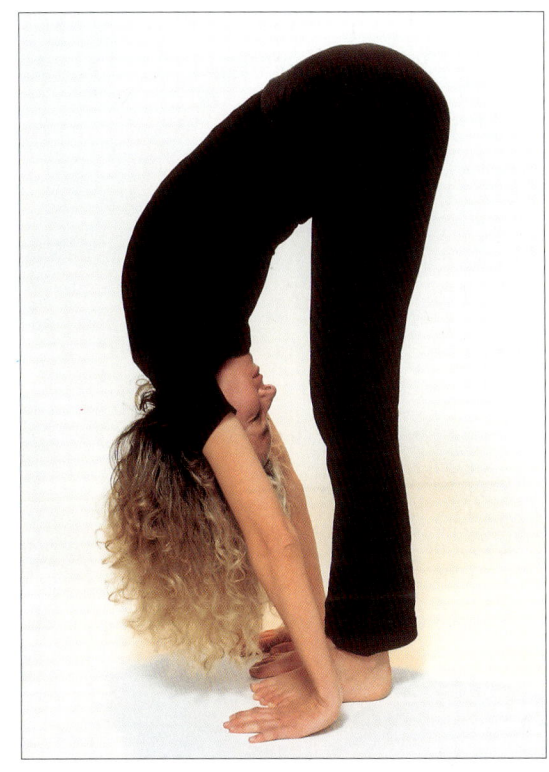

9. Asana

Einatmen. Aufrichten. Arme seitlich nach oben führen, bis sich die Handflächen über dem Kopf berühren. Kopf hoch. Oberschenkel anspannen. Nach oben dehnen.
Die Kraft schießt in die Arme und zu den Fingerspitzen.

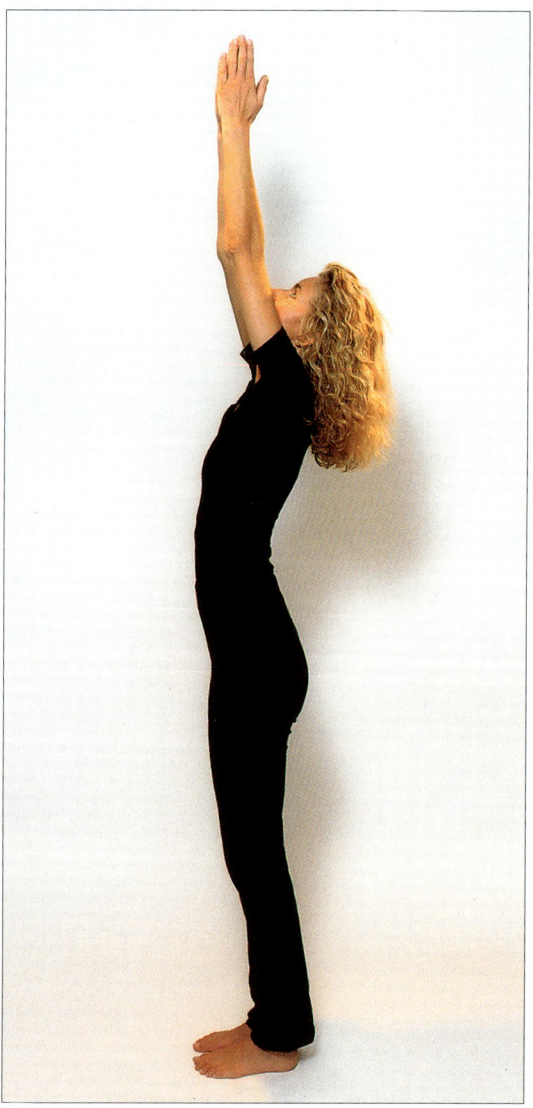

Abschluss

Zurück in die Bergstellung. Wiederholen Sie die Sequenz drei- bis fünfmal. Fühlen Sie sich in der Bergstellung erschöpft, dann nehmen Sie drei Atemzüge. Konzentration halten! Die Aufmerksamkeit bleibt auf das »Ozeanische Atmen« gerichtet, auf die statischen Muskelkontraktionen, Vinyasa (den Fluss oder die Verbundenheit der Bewegungen) und die Bandha. Das Resultat: Die erzeugte Hitze bleibt erhalten!

Beginnen Sie Power Yoga immer langsam, legen Sie großen Wert auf die Atmung.
Erlernen Sie Schritt für Schritt alle erforderlichen Positionen. Bei leicht schmerzenden Handgelenken üben Sie ruhig langsam aber stetig weiter. Bei steifen Beinen oder Rückenbeschwerden das Gewicht beim »Hinabschauenden Hund« gleichmäßig auf die Hände und Füße verteilen! Wenn der Druck auf den Knien zu stark ist, beugen Sie sie leicht! Beim »Aufschauenden Hund« unbedingt auf die richtige Rückenhaltung achten. Stützen Sie sich mit den Knien ab, wenn Schmerzen auftreten! Bei Fußschmerzen rate ich Ihnen, täglich zwei Minuten lang die Füße durchzukneten.

Sonnengruß B

Bergstellung (Tadasana)

1. Asana

Einatmen.
Die Knie beugen.

Aufschauen, die Arme werden nach oben gestreckt, die Handflächen liegen aneinander.

Nutzen: Durch die Haltung werden steife Schultern entspannt und gleichzeitig die Gelenke gestärkt.

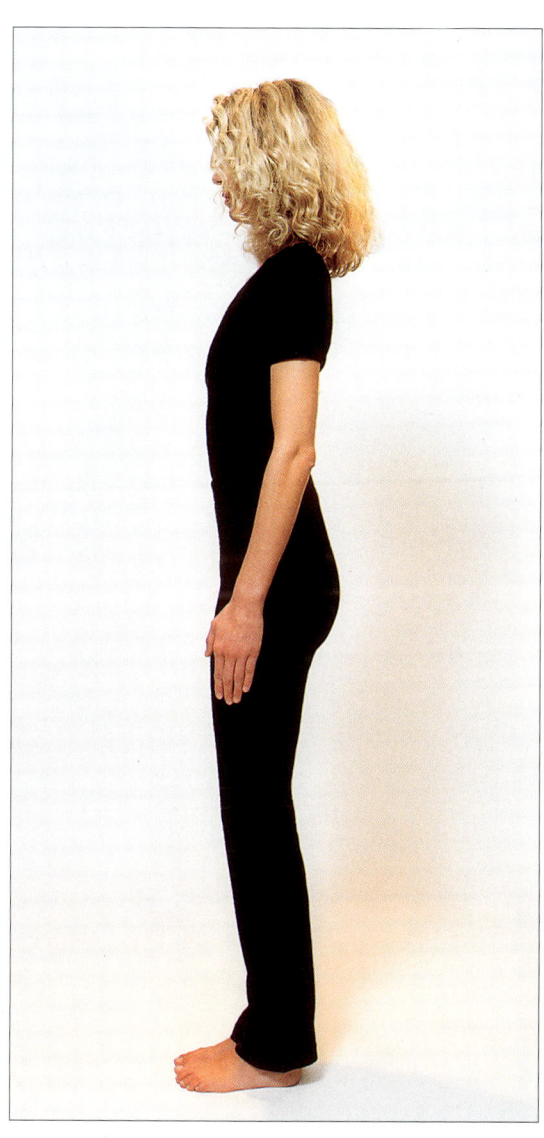

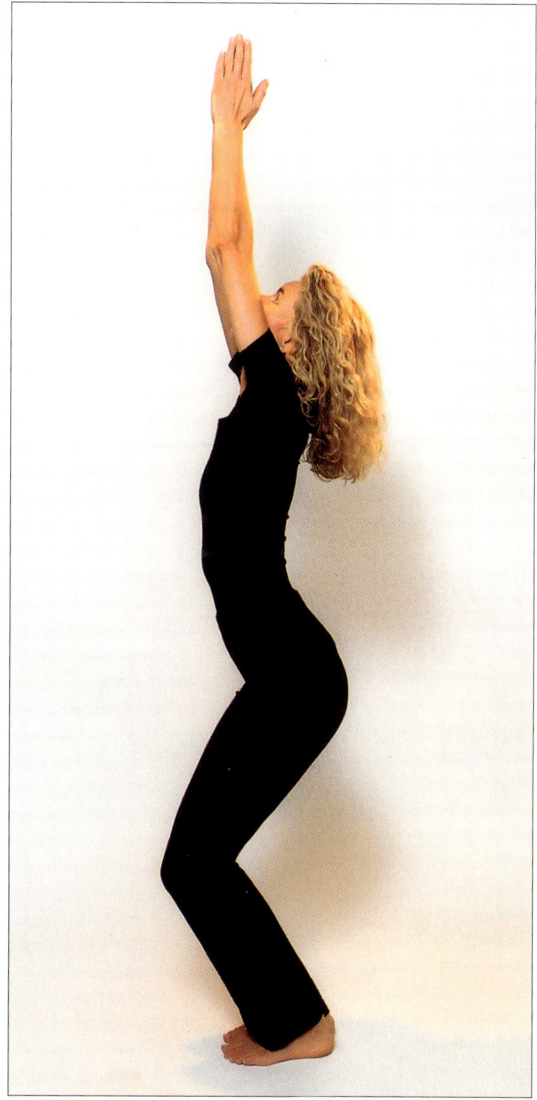

2. Asana

Ausatmen.
Nach vorn beugen, die Knie bleiben, wenn möglich, durchgestreckt.
Die Arme nach unten führen und die Hände auf den Boden legen.
Den Kopf in Richtung Knie führen. Der Blick folgt der Bewegung des Kopfes.

3. Asana

Einatmen.
Oberkörper und Kopf heben,
Rücken strecken.
Die Hände liegen – wenn möglich – neben den Füßen am Boden auf.

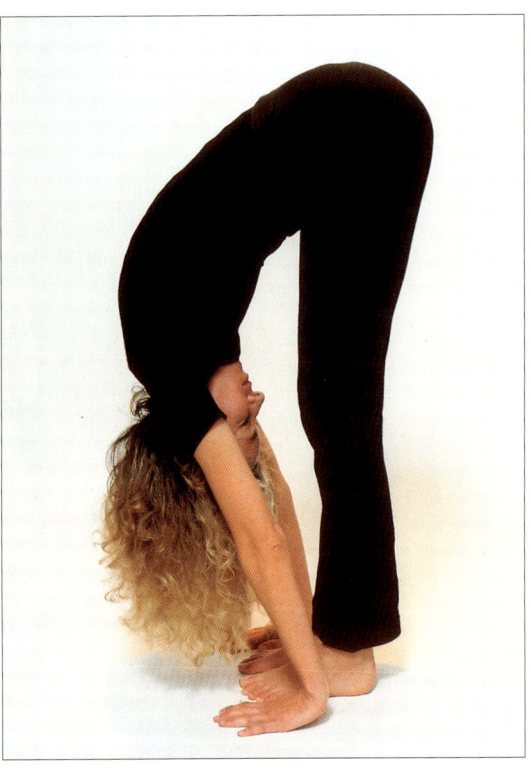

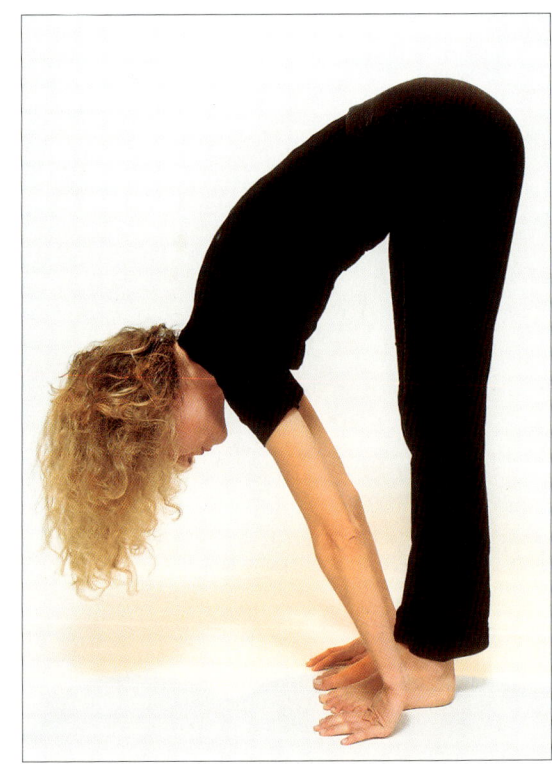

4. Asana

Ausatmen.
In den Liegestütz gehen oder springen.
Nach vorn schauen.

5. Asana – »Aufschauender Hund« oder »Das Herz öffnen« (Urdhva-Mukha-Shvanasana)

Einatmen.
In die Position »Aufschauender Hund« gehen.

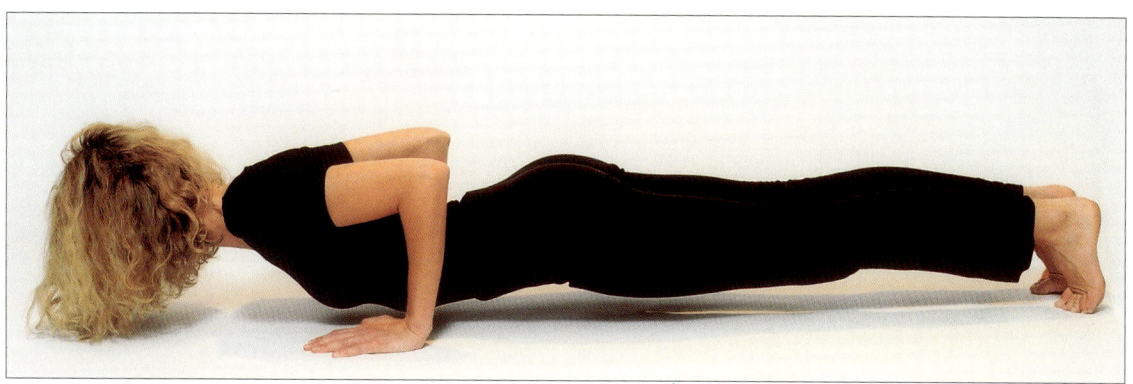

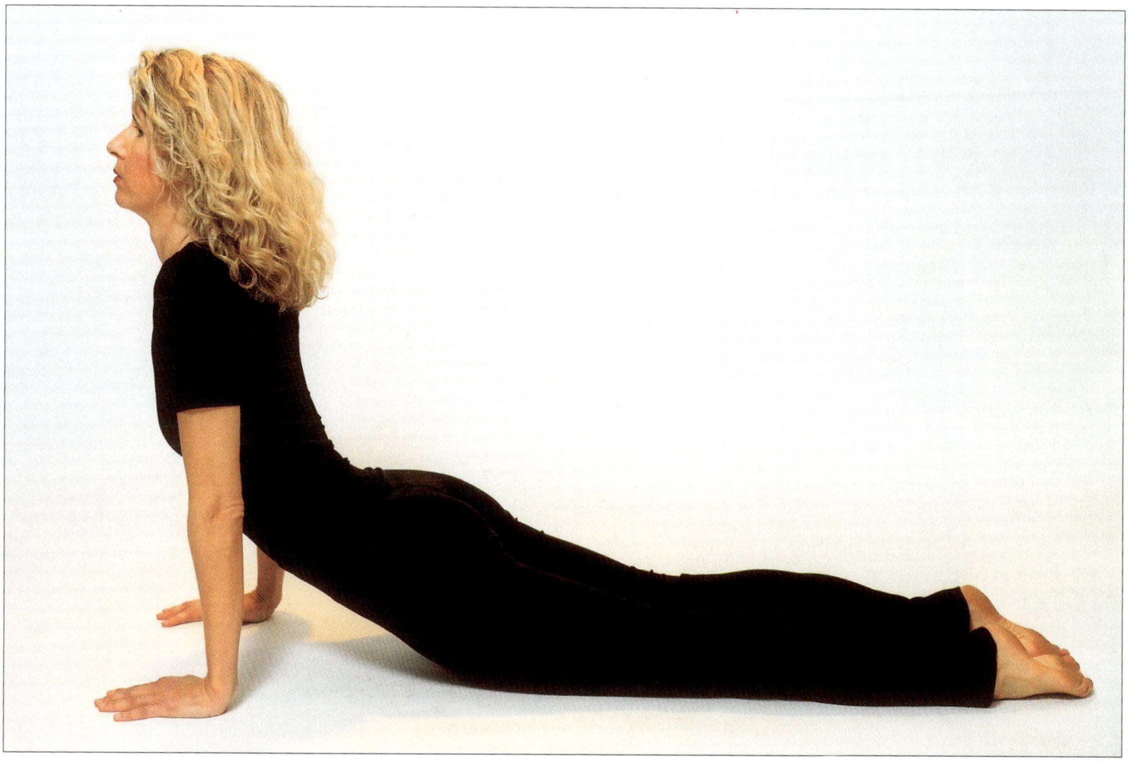

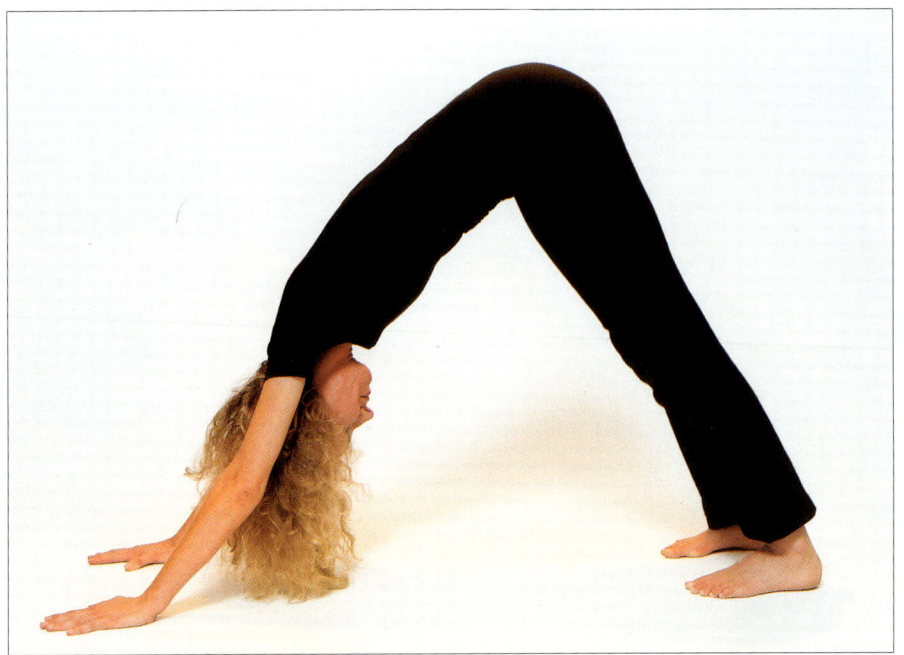

6. Asana – »Hinabschauender Hund«

Ausatmen.
In die Position »Hinabschauender Hund« gehen.

7. Asana – »Kriegerhaltung I« (Virabhadrasana I)

Einatmen.
Den rechten Fuß so weit wie möglich nach vorn bringen.
Den linken Fuß schräg und flach auf den Boden stellen.
Die rechte Ferse auf die Mitte des linken Fußes ausrichten.
Mit dem rechten Bein, wenn möglich, einen rechten Winkel bilden.
Nun den Körper aufrichten und die Arme ausgestreckt über dem Kopf zusammenführen, bis sich die Handflächen berühren. Der Blick folgt der Bewegung der Arme.

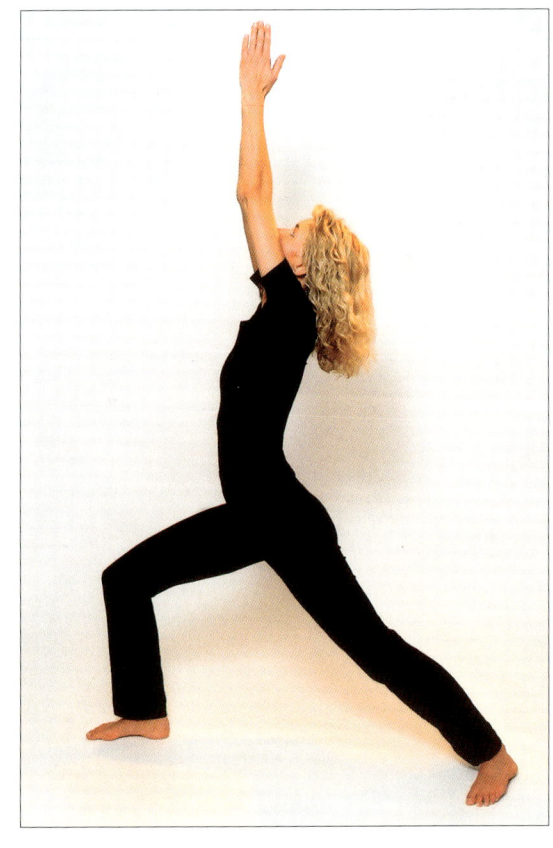

Hüften nach vorn schieben.
Kontinuierliches Atmen nicht vergessen!

Bei steifen Hüften ist es sehr schwierig, die Kriegerhaltung einzunehmen. Verändern Sie notfalls die
Schritttiefe und dehnen Sie sich nicht so weit nach
unten.

Vorsicht! In der Kriegerhaltung muss das Knie
richtig ausgerichtet sein: Positionieren Sie es
über dem Fuß! Lassen Sie das Knie auch nicht
nach innen kippen! Stellen Sie den hinteren Fuß
fast im rechten Winkel zum vorderen – das
schützt vor Verrenkung oder Überdehnung!

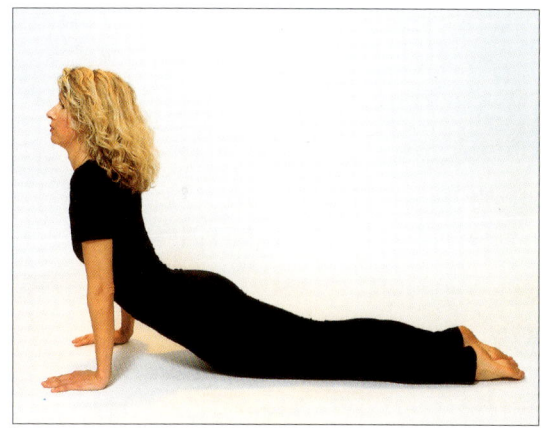

9. Asana – »Aufschauender Hund«

8. Asana

Einatmen.
In die Position »Aufschauender Hund« gehen.
Brustkorb weiten, Schultern nach hinten zie-
hen.
Der Blick folgt der Kopfrichtung.

Ausatmen.
Handflächen auf den Boden legen.
In den Liegestütz sinken.

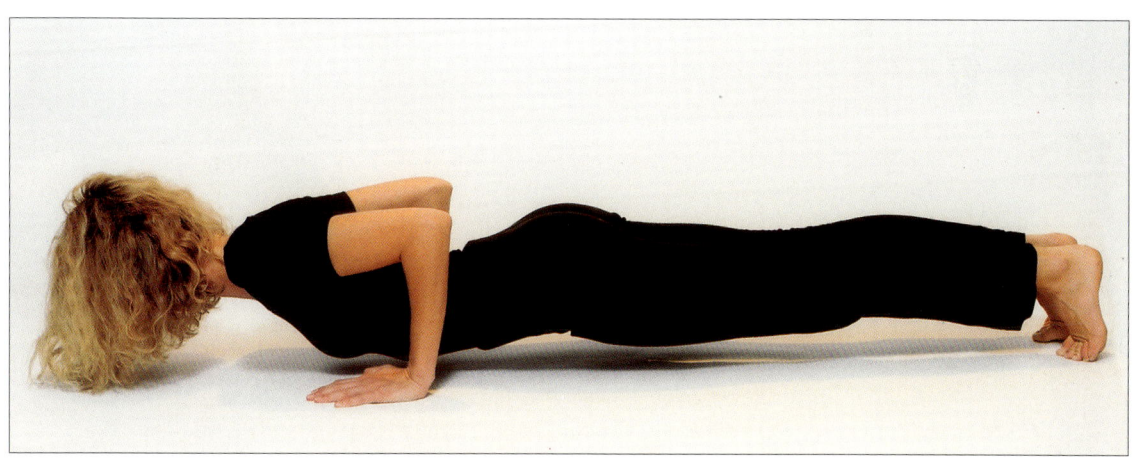

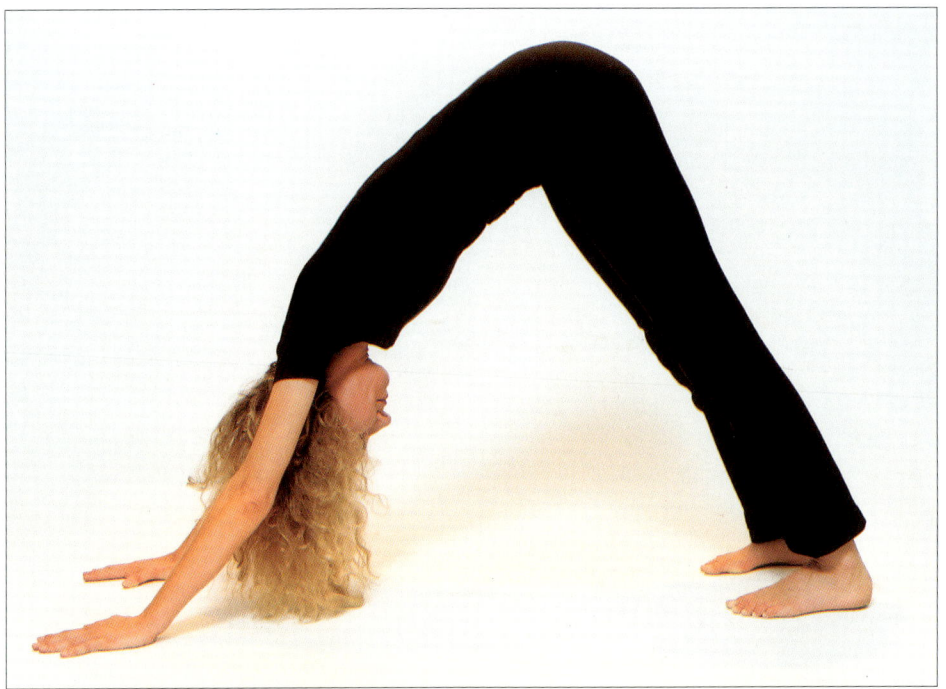

10. Asana – »Hinabschauender Hund«

Ausatmen.
In die Position »Hinabschauender Hund« gehen.

11. Asana – »Kriegerhaltung I« (Virabhadrasana I)

Einatmen.

Den linken Fuß so weit wie möglich nach vorn bringen, den rechten Fuß schräg und flach auf den Boden stellen, die linke Ferse auf die Mitte des rechten Beins ausrichten, mit dem linken Bein, wenn möglich, einen rechten Winkel bilden.
Den Körper aufrichten und die Arme ausgestreckt über dem Kopf zusammenführen, bis sich die Handflächen berühren.

Die Hüfte nach vorn schieben.

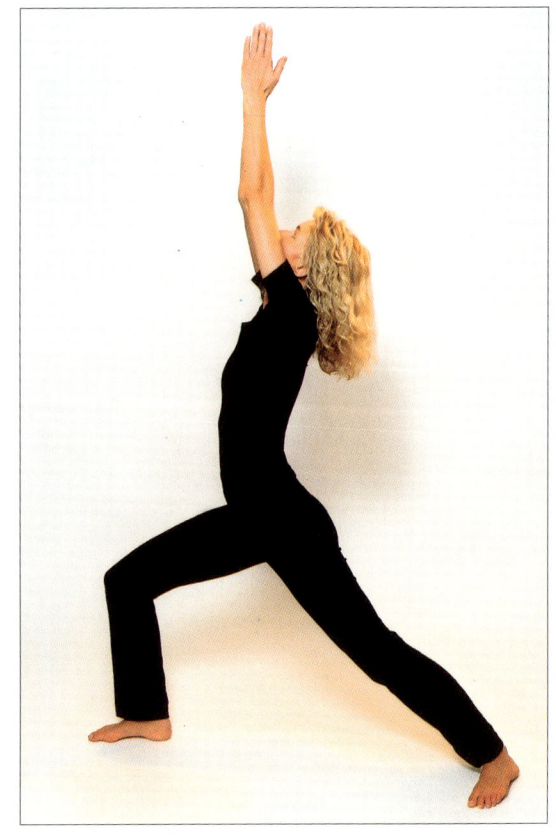

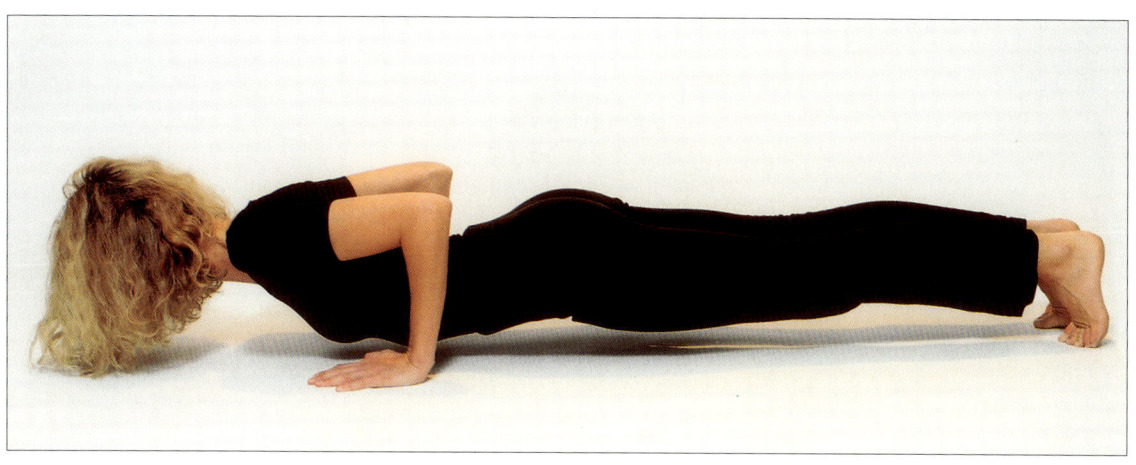

12. Asana

Ausatmen.
Handflächen auf den Boden auflegen.
In den Liegestütz sinken.

13. Asana – »Aufschauender Hund«

Einatmen.
In die Position »Aufschauender Hund« gehen.

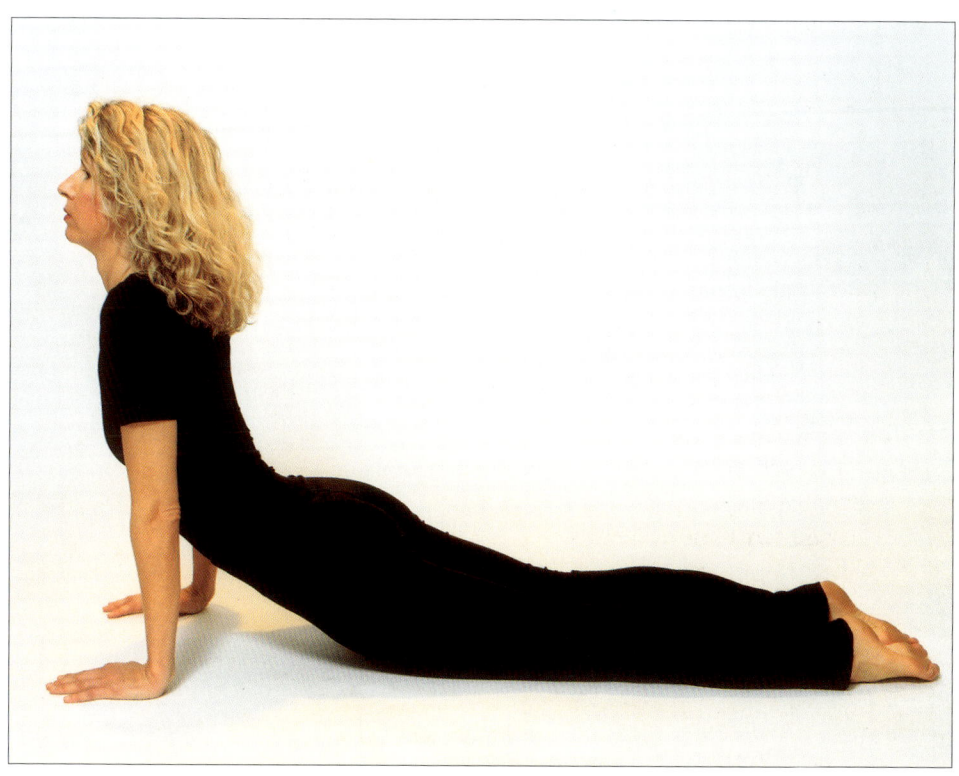

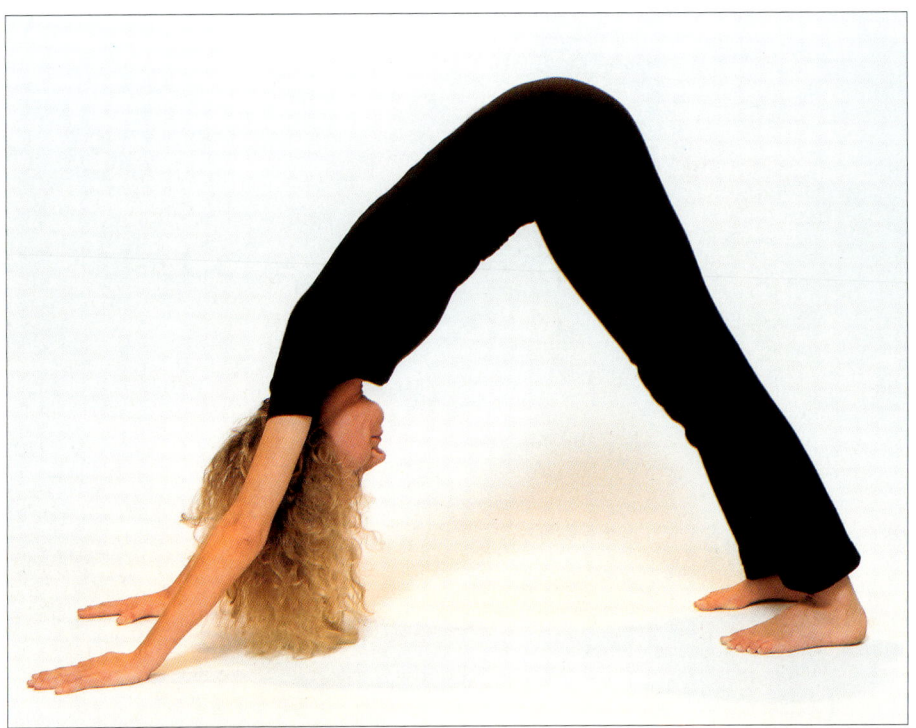

14. Asana – »Hinabschauender Hund«

Ausatmen.
In die Position »Hinabschauender Hund« gehen.

In der Position bleiben und fünfmal ein- und ausatmen.

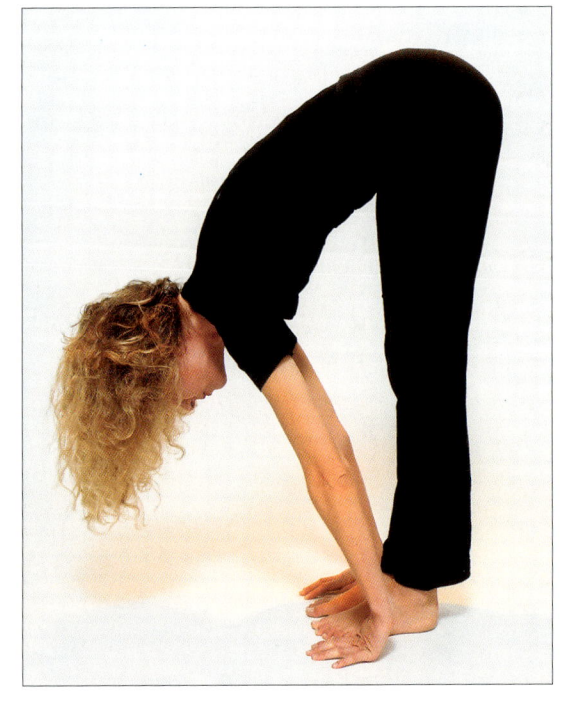

15. Asana

Einatmen.
Für den Positionswechsel vom »Hinabschauenden Hund« in die 3. Asana nach vorn schreiten oder springen.
Beine sind durchgestreckt, Handflächen berühren, soweit möglich, den Boden.
Heben Sie den Kopf, strecken Sie den Rücken.

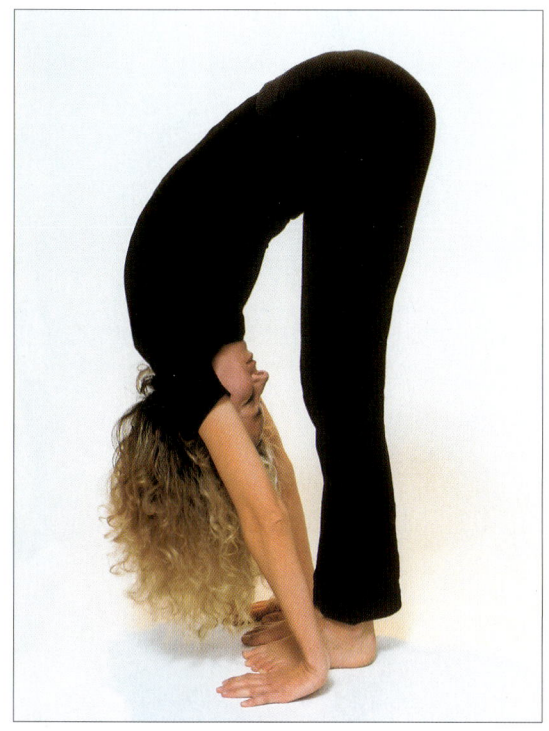

Wenn Sie den Sonnengruß A und B beherrschen, sich die Übungsfolge merken können und mit dem »Ozeanischen Atmen« vertraut sind, gehen Sie zu den Power-Yoga-Übungen im Stehen über.

16. Asana

Ausatmen.
Kopf ans Knie führen,
Rücken beugen.

17. Asana

Einatmen.
Knie beugen.
Aufrichten.
Arme oben, Hände zusammen.
Nach oben schauen.

Bergstellung.

Drei- bis fünfmal wiederholen.

Wenn Sie über wenig Kraft verfügen, ist das Sonnengrußtraining die ideale Form, Stärke, Ausdauer und

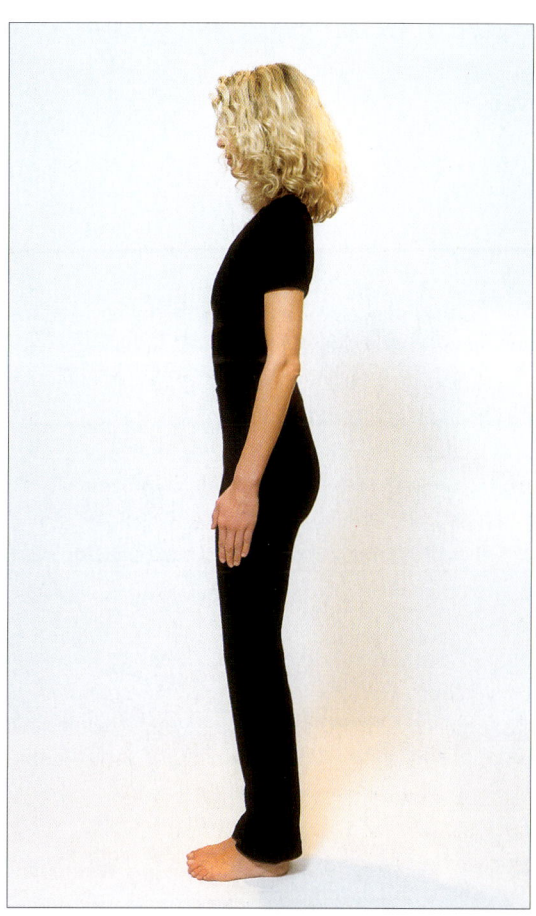

Energie steigern und Balance finden

Power-Yoga-Übungen im Stehen zielen darauf, ein hohes Niveau an Energie und Vitalität zu erzeugen. Sie bieten Ihnen einen Weg, auf dynamische Weise in Einklang mit sich selbst zu kommen, indem das Zusammenspiel von Rhythmus, Symmetrie und Gleichgewicht betont wird.

Wirkliches Wohlbefinden entsteht, wenn wir aufhören, uns mit anderen zu vergleichen und uns in Konkurrenz zu ihnen zu stellen. Statt zu versuchen, den »schönsten Körper« zu haben, sollten wir anfangen, in uns hineinzuhorchen, was wir wirklich brauchen. Indem wir auf die Bedürfnisse des Körpers achten, können wir eine harmonische Beziehung zu der Welt um uns herum aufbauen.

Yoga ist ein Werkzeug, Weisheit zu finden und Balance herzustellen.

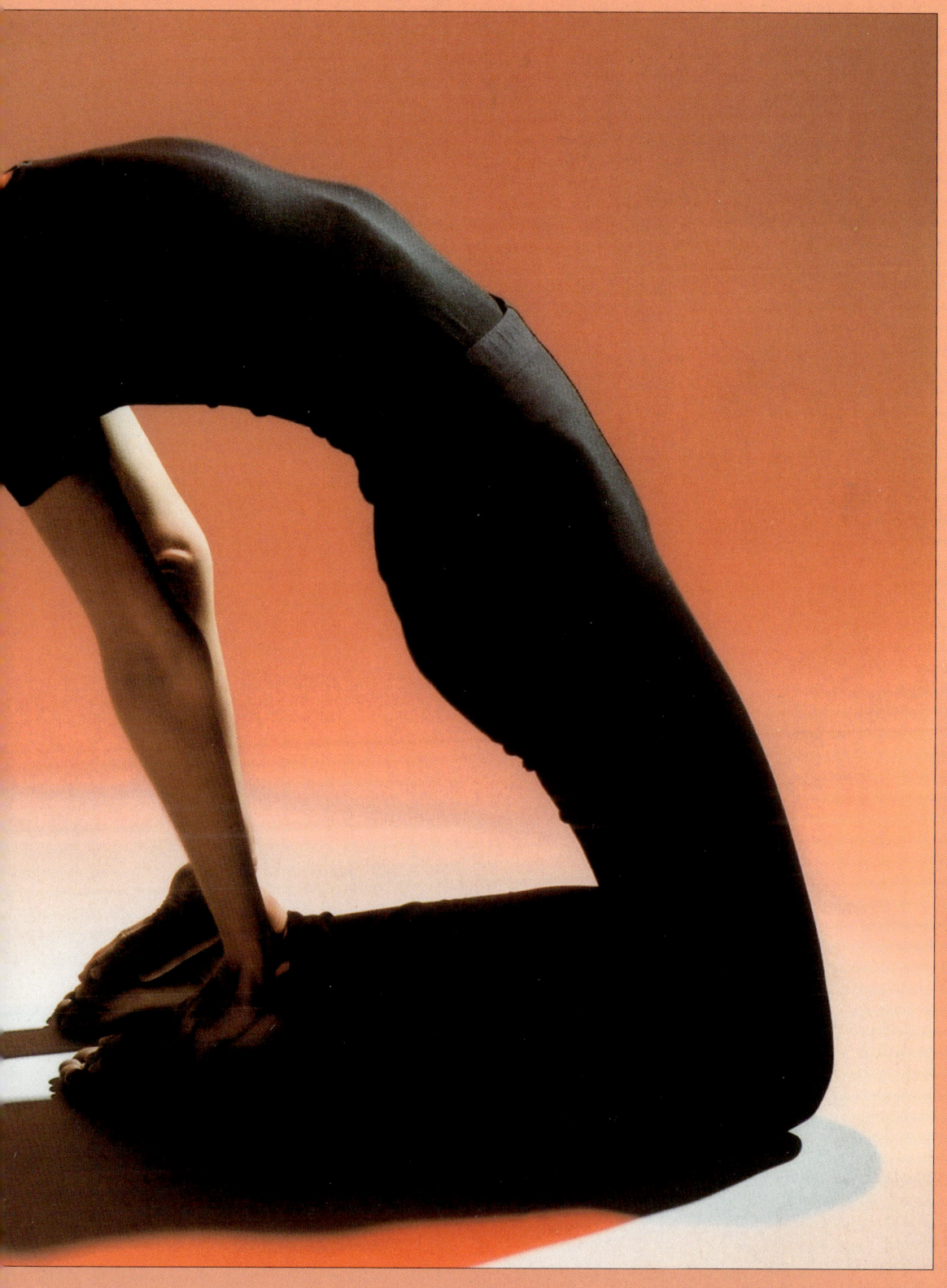

Nutzen für Körper, Geist und Seele

Die Power-Yoga-Übungen im Stehen steigern Kraft, Konzentration und Ausdauer. Die entstehende Hitze wirkt für den Körper wie eine Entgiftungstherapie. Sauerstoffaufnahme und Durchblutung werden verbessert und die Muskulatur auf ausgewogene Weise gedehnt. Der Geist wird klarer, stärker und flexibel, Sie fühlen sich leicht und jung.

Dauer der Übungssequenzen

Stehende Übungen ca. 30 Minuten, je nach Anzahl der Atemzüge; insgesamt 12 Übungssequenzen.

Wenn Sie das Training zwischendurch abbrechen möchten, gehen Sie bitte immer erst zu den drei Ausklangspositionen über.

Übungen im Stehen

Das Power Yoga beginnt mit Übungen, die im Stehen durchgeführt werden. Sie sind sehr effizient und steigern die Hitzebildung. Muskelkontraktionen schützen vor Überdehnung. Wenn Sie in einer Ruhestellung Muskeln anspannen, spricht man von statischer Muskelkontraktion; durch sie wird Überdehnung vermieden und die Wärmeentwicklung intensiviert. Das Warming-up des Power Yoga und das Power Yoga selbst werden durch das Angespannthalten der Muskeln während der Übungen effizienter, der Körper wird dadurch noch geschmeidiger und noch elastischer – und die Gelenke werden geschont! Wenn Sie sich z. B. in der Standposition befinden und die Oberschenkelmuskeln anspannen, dann heben sich automatisch die Kniescheiben. Wenn Sie die Spannung halten, während Sie die Knie beugen, dann schützen Sie damit die Knie.

1. Geradestehen (Samasthiti) – wie Bergstellung

Die Füße in einem Abstand von ca. 20 cm parallel zueinander stellen.
Einatmen.
Die Wirbelsäule ist gerade, die Schultern sind entspannt, der Kopf ist leicht gesenkt.
Führen Sie die Arme ausgestreckt seitlich nach oben, bis sich die Handflächen berühren.
Die Oberschenkelmuskeln und Bandha sind angespannt.

Oft achten wir beim Stehen nicht genügend darauf, das Gewicht gleichmäßig auf die Beine zu verteilen (untersuchen Sie einmal Schuhsohlen auf abgelaufene Stellen!). Damit begünstigen wir Fehlhaltungen, die zu Wirbelsäulenschäden führen können. Achten Sie deshalb bei den Übungen im Stehen darauf, die Füße parallel zueinander zu stellen. So kommt Ihr Gewicht in die richtige Balance.

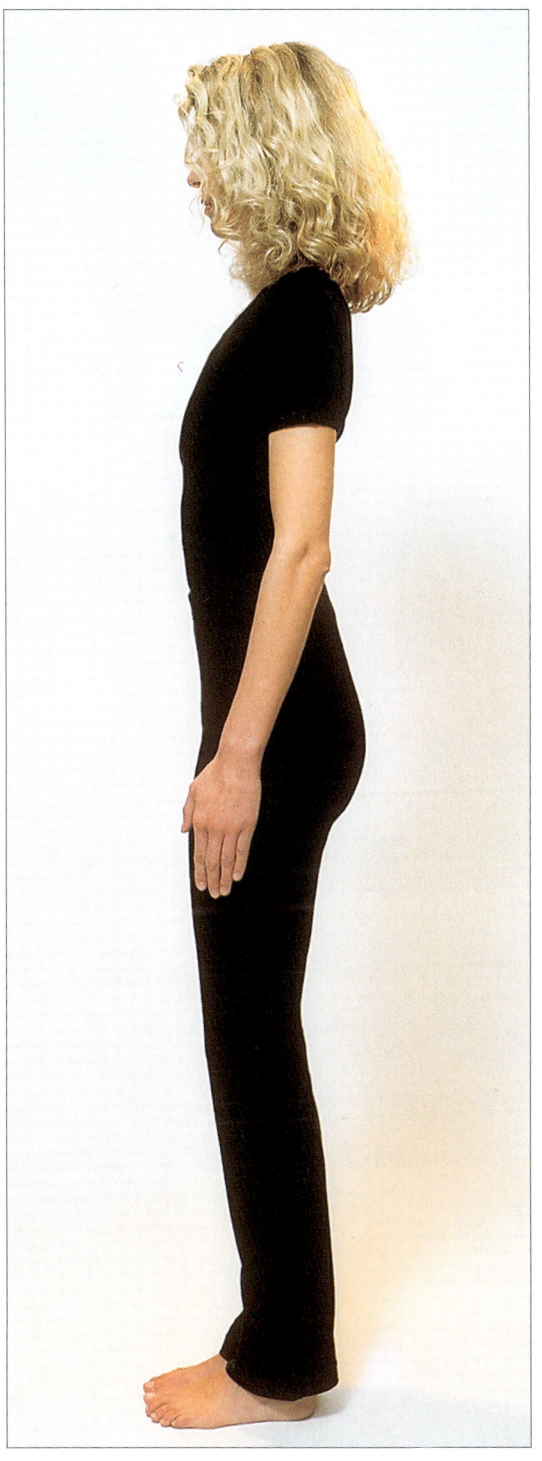

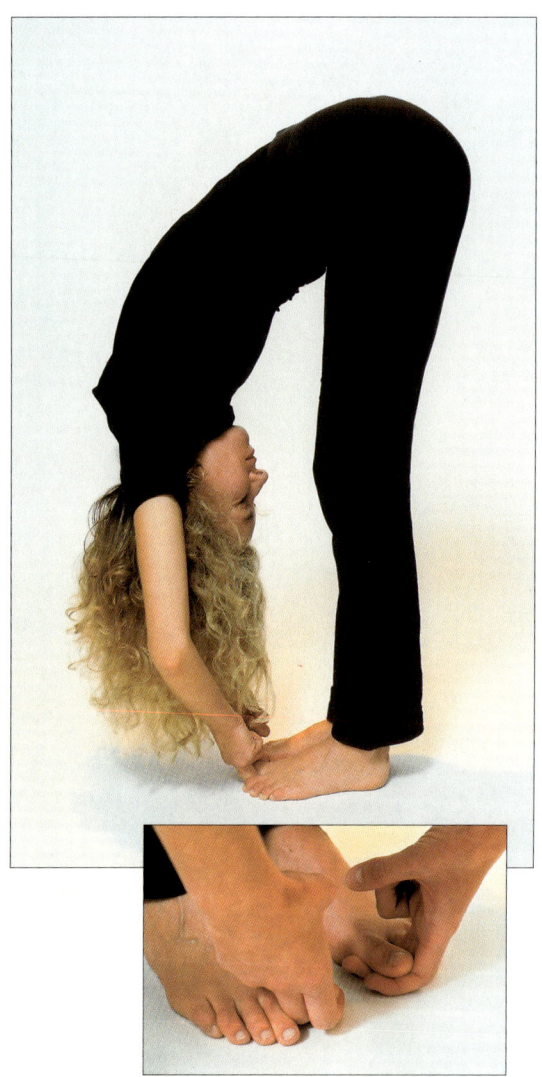

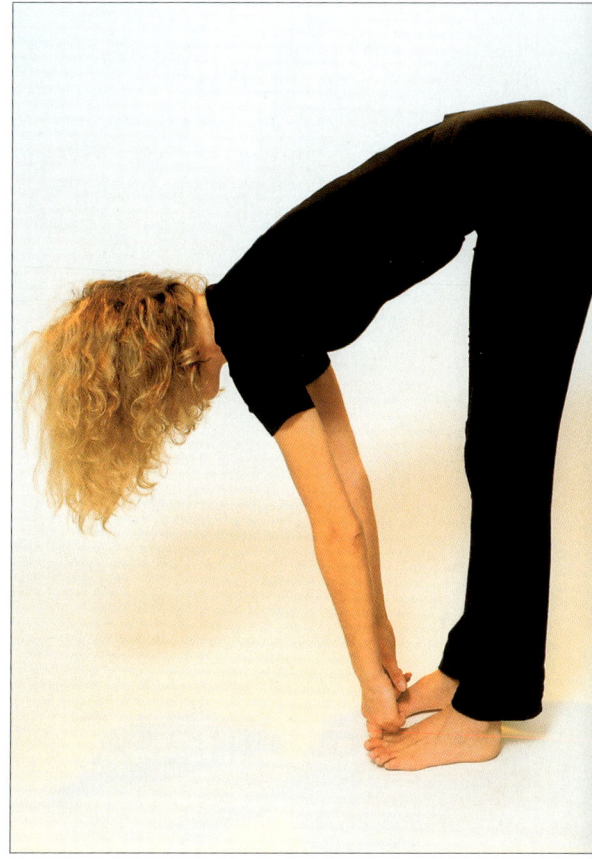

2.1 Zehenhaltung (Padangushthasana)

Ausatmen.
Beugen Sie sich nach vorn und strecken Sie die Arme und den Kopf zu den Füßen. Zeigefinger und Daumen umfassen die großen Zehen.
Ziehen Sie den Oberkörper an die Oberschenkel heran.

Oberschenkelstrecker anspannen, die Knie nicht durchdrücken.
Den Rücken beim Einatmen strecken, den Kopf heben und den Brustkorb leicht weiten, beim Ausatmen den Oberkörper wieder an die Oberschenkel ziehen. Die Bandha sind angespannt.
Fünf Atemzüge lang in dieser Position verweilen.

Für Anfänger: Wenn Sie noch nicht so gelenkig sind, führen Sie die Übung mit gebeugten Knien durch.
Halten Sie die Position statt fünf Atemzüge nur drei Atemzüge lang.

Wenn Sie Rücken- oder Knieprobleme haben, dann beugen Sie die Knie leicht, bevor Sie mit dem Oberkörper nach unten gehen.

Nutzen für Körper, Geist und Seele: Durch das Vorwärtsbeugen werden die Wirbelsäule, Nacken und Schultern gestreckt und elastisch.

Wenn Sie beim Vorwärtsbeugen die Bandha zusammenziehen, schützen Sie den Rücken vor Überdehnungen. Beugen Sie sich immer aus der Hüfte heraus nach vorn, lassen Sie dabei den Rücken gerade und achten Sie darauf, dass die Schultern unverkrampft sind!

2.2 Hand unter dem Fuß (Padahastasana)

Stellen Sie die Füße etwas auseinander.
Einatmen.
Legen Sie die Handflächen soweit Sie können unter die Füße. Die Zehen stoßen sanft an die Handgelenke.
Die Bandha sind angespannt.
Die Arme durchstrecken, den Kopf heben und aufschauen.
Ausatmen.
Den Oberkörper an die Oberschenkel ziehen.
Halten Sie die Position fünf Atemzüge lang.
Position lösen.
Einatmen.
Richten Sie sich auf. Führen Sie die Arme dabei seitlich nach oben.
Ausatmen.
Geradestehen.

Nutzen für Körper, Geist und Seele: Beim Vorwärtsbeugen werden die Unterleibsorgane gekräftigt. Die Verdauung wird stimuliert.

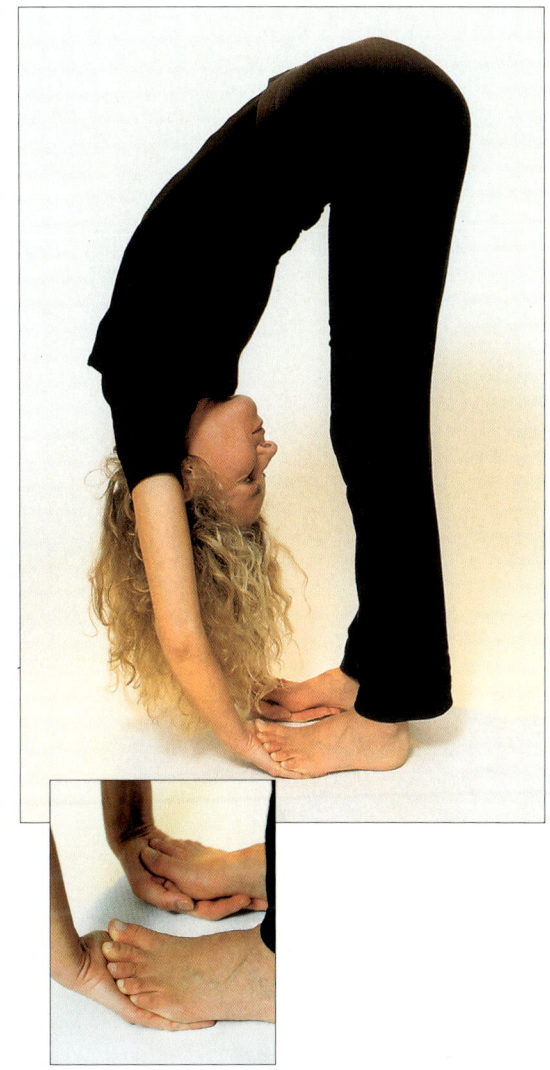

3.1 Gestrecktes Dreieck (Utthita-Trikonasana), rechts

Einatmen.
Die Beine spreizen; die Füße stehen ca. einen Meter weit auseinander.
Den rechten Fuß um 90 Grad nach außen drehen, den linken leicht nach innen anwinkeln.
Die Arme sind waagerecht zu den Seiten hin ausgestreckt. Ausatmen.

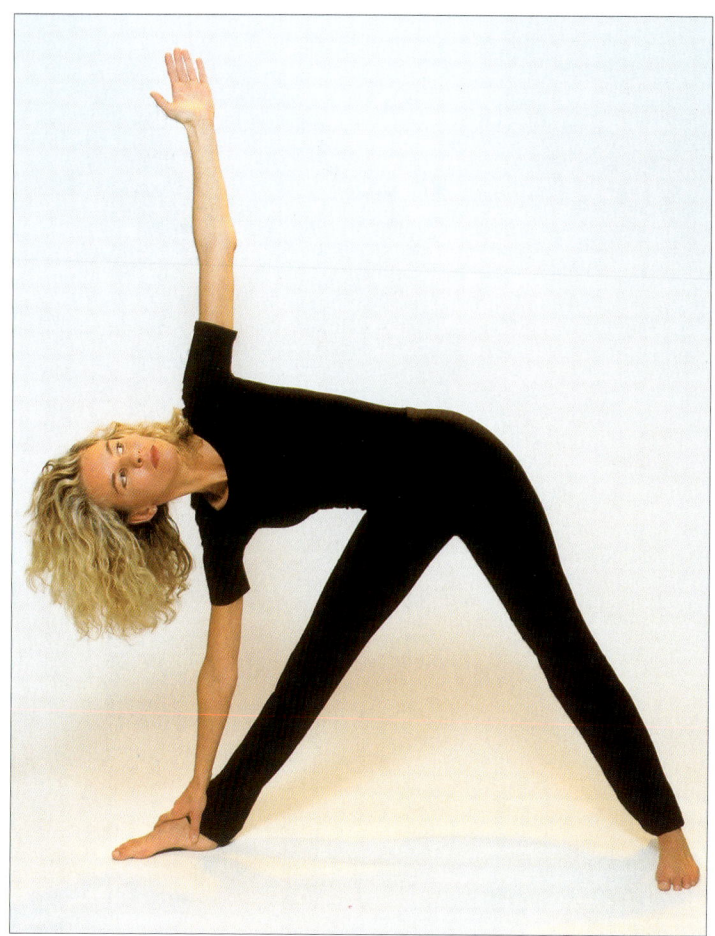

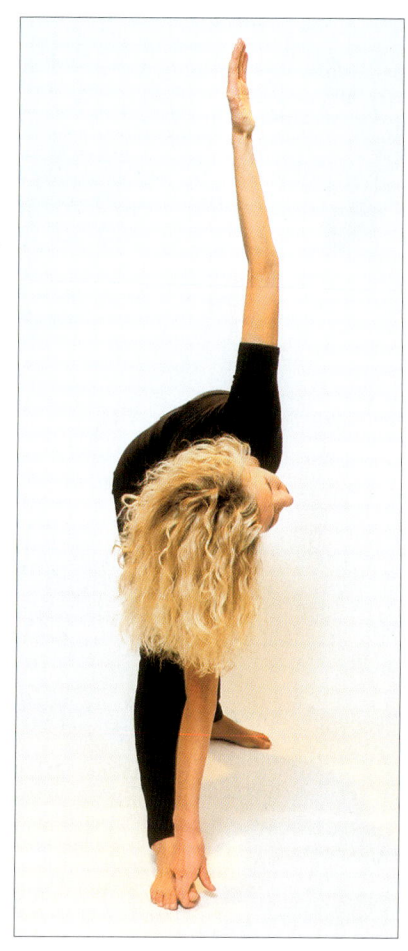

Beugen Sie sich nun nach rechts, bis der rechte Daumen und der rechte Zeigefinger den rechten großen Zeh umfassen.

Den rechten Oberschenkel und die Bandha anspannen.

Den linken Arm gerade nach oben strecken. Der Kopf ist nach oben gerichtet, der Blick ruht auf der ausgestreckten Hand.

Verweilen Sie fünf Atemzüge lang in dieser Position.

3.2 Gestrecktes Dreieck, links

Einatmen.

Richten Sie sich auf, die Arme sind seitlich ausgestreckt.

Den linken Fuß um 90 Grad nach außen drehen, den rechten nach innen anwinkeln.

Position wie oben.

Ausatmen.

Beuge nach links.

Verweilen Sie fünf Atemzüge lang in dieser Position.

Einatmen.

Mit seitlich ausgestreckten Armen aufrichten.

Für Anfänger: Wenn Ihre Wirbelsäule noch nicht sehr elastisch ist, können Sie mit der Hand auch nur den Knöchel umfassen. Versuchen Sie nicht mit Gewalt, die Zehen zu umfassen!

Nutzen für Körper, Geist und Seele: Durch die Übung wird die Beinmuskulatur gefestigt. Knie, Beine und Hüften werden geschmeidig. Hartnäckige Rücken- und Nackenbeschwerden werden gelindert. Sie fühlen sich wendig, leichtfüßig und beschwingt. Auch der Brustbereich wird gestärkt. Sie können dadurch größere Sauerstoffmengen aufnehmen und tiefer einatmen. Sie fühlen sich wach und präsent.

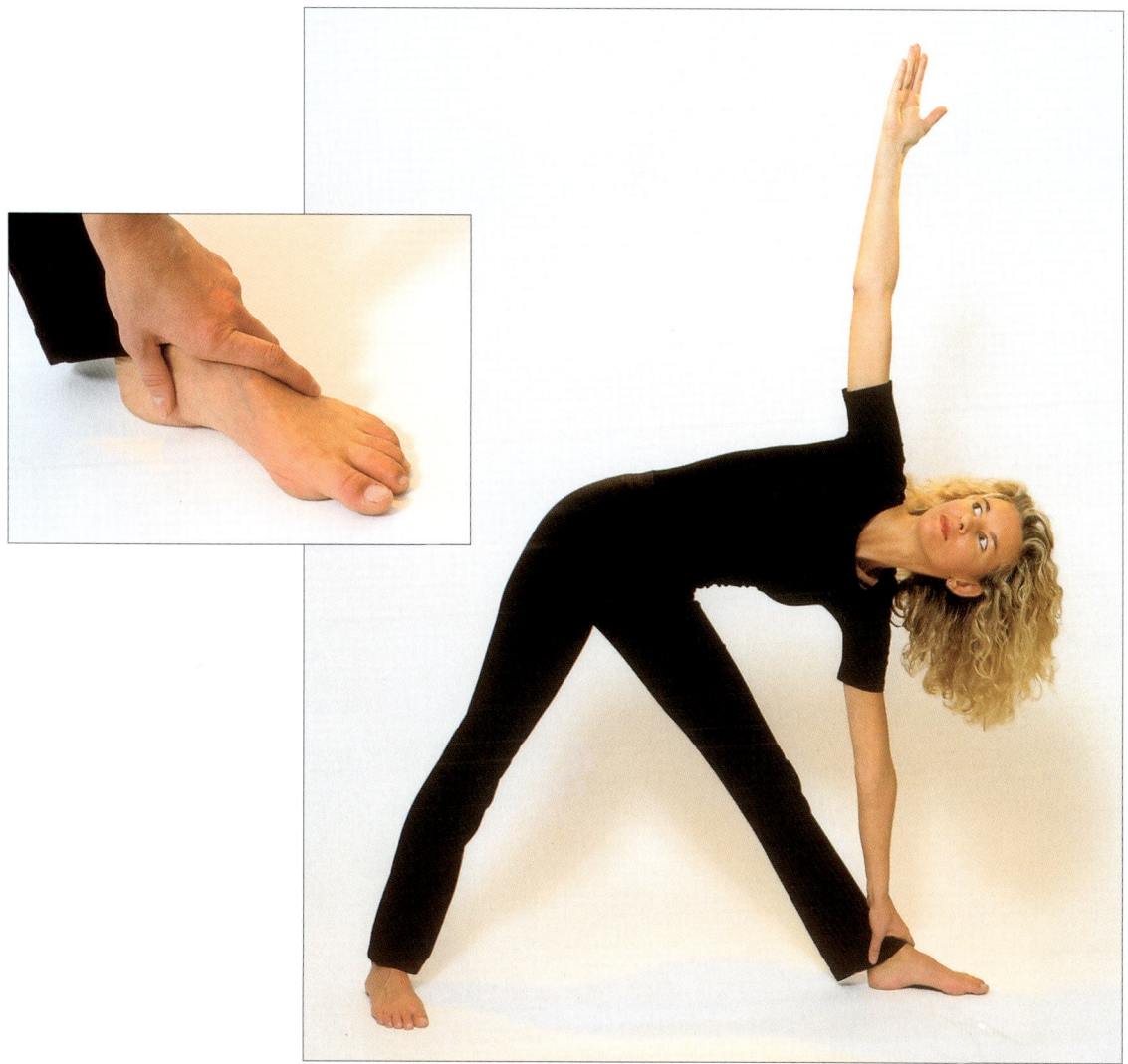

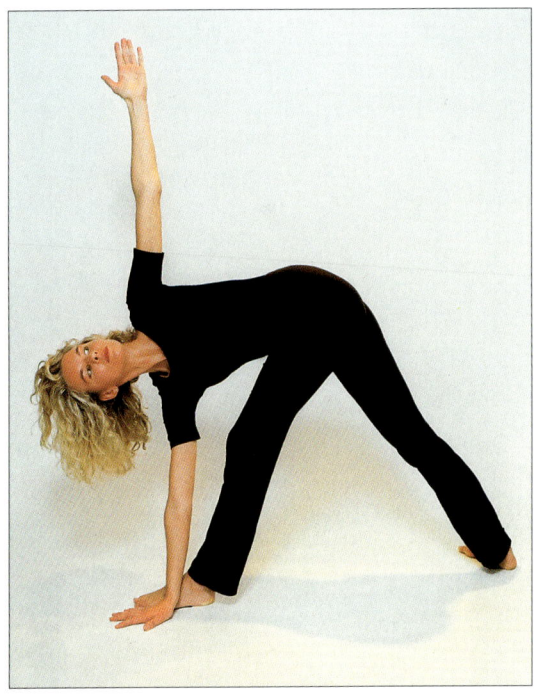

4.1 Umgekehrtes Dreieck (Parivritta-Trikonasana), rechts

Ausatmen.
Den Rumpf drehen, die Arme gestreckt lassen. Die linke Hand neben die Innen- oder Außenseite des rechten Fußes führen.
Den Kopf nach oben drehen, der Blick ruht – wenn möglich – auf der Hand.
Den Oberschenkel und die Bandha anspannen. Das Knie bleibt durchgestreckt.

Fünf Atemzüge lang in dieser Haltung verharren.

Einatmen.
Stoßen Sie sich vom Boden ab und richten Sie sich auf.

4.2 Umgekehrtes Dreieck, links

Ausatmen.
Den Rumpf drehen, die Arme gestreckt lassen. Die rechte Hand neben die Innen- oder Außenseite des linken Fußes führen. Weiter wie in der Übung links.
Fünf Atemzüge lang in der Haltung verweilen.

Nutzen für Körper, Geist und Seele: Alle Dreieckspositionen helfen, das Eigengewicht besser auf den Körper zu verteilen und seine Elastizität zu erhöhen. Durch die kreisende Rumpfbewegung werden die Wirbelsäule und die Bandscheiben flexibler. Durch das Zusammendrücken und Weiten des Brustkorbs vergrößert sich das Lungenvolumen. Schultern, Wirbelsäule und Brustkorb werden als Ganzes erfahren. Der untere Rückenbereich wird besser durchblutet und die Hüftmuskulatur gestärkt. Da diese Übung besonders auf die Erinnerung starker, verdrängter Gefühle zielt, kann es zu Gefühlsausbrüchen kommen. Bewerten Sie sie positiv. Sie werden sich danach erfrischt und lebendig fühlen.

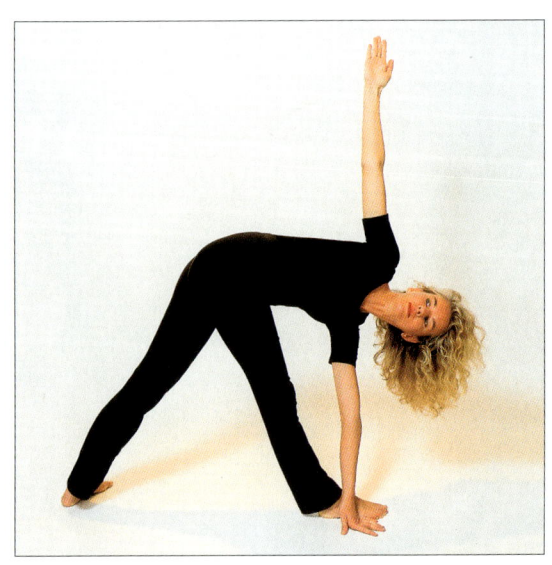

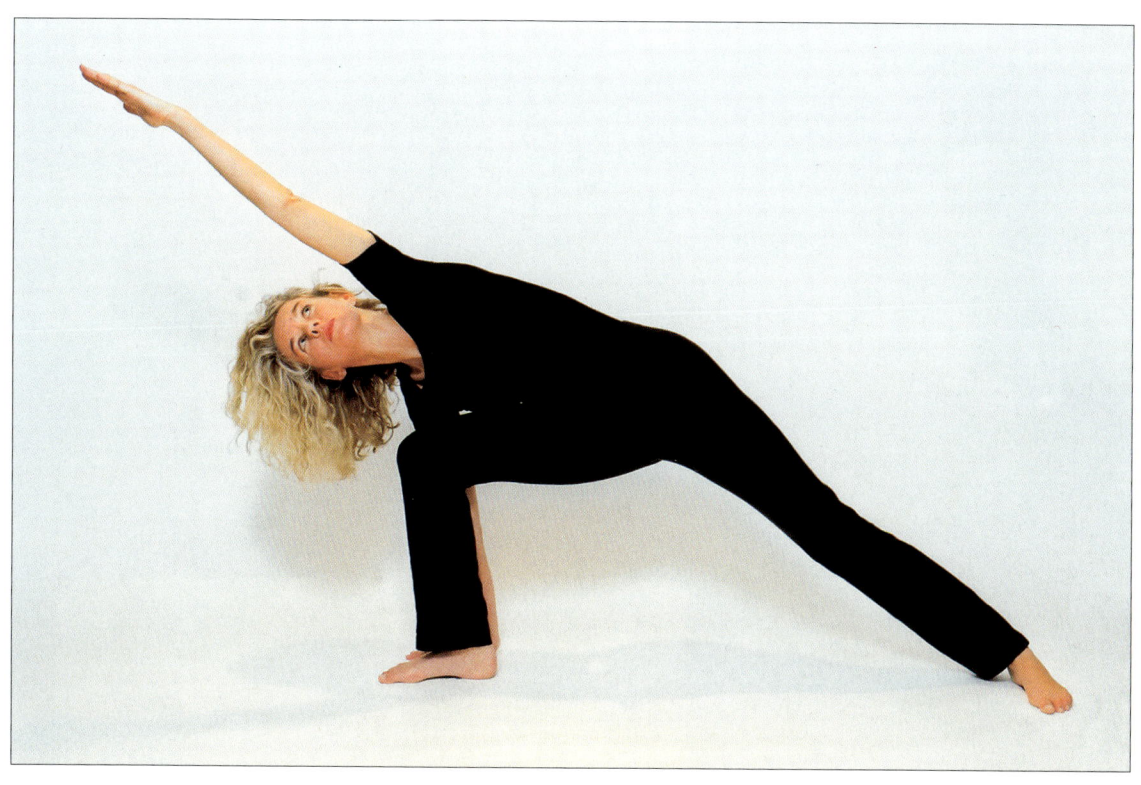

5.1 Gestreckter Seitenwinkel (Utthita-Parshvakonasana), rechts

Einatmen.
Die Füße parallel zueinander stellen, der Abstand sollte, wenn möglich, etwas über einen Meter betragen.
Die Arme sind zur Seite hin ausgestreckt.
Drehen Sie den rechten Fuß nach außen und den linken Fuß nach innen.
Ausatmen.
Das rechte Knie beugen und nach unten gehen.
Die rechte Hand an die Außenseite des rechten Fußes legen.
Der linke Arm und das linke Bein sind ausgestreckt und bilden eine Gerade.
Der Blick geht zur Hand hinauf.
Die Atmung nicht blockieren und die Bandha anspannen!

Fünf Atemzüge nehmen.

Bauen Sie in diese Übung eine Variante aus dem Viniyoga ein: Bleiben Sie dazu eine Weile in der Seitenstreckung und bewegen Sie den Arm im Rhythmus der Atmung auf und ab, so dass er entweder schräg nach oben gestreckt ist oder den Oberschenkel berührt.
Nehmen Sie sich Zeit (z. B. drei Atemzüge lang), in die Stellen hineinzuatmen, die Ihnen Schmerzen bereiten. Halten Sie aber die Bandha gespannt!

Einatmen.
Richten Sie sich auf, wenden Sie sich nach links und stellen Sie die Füße parallel zueinander.

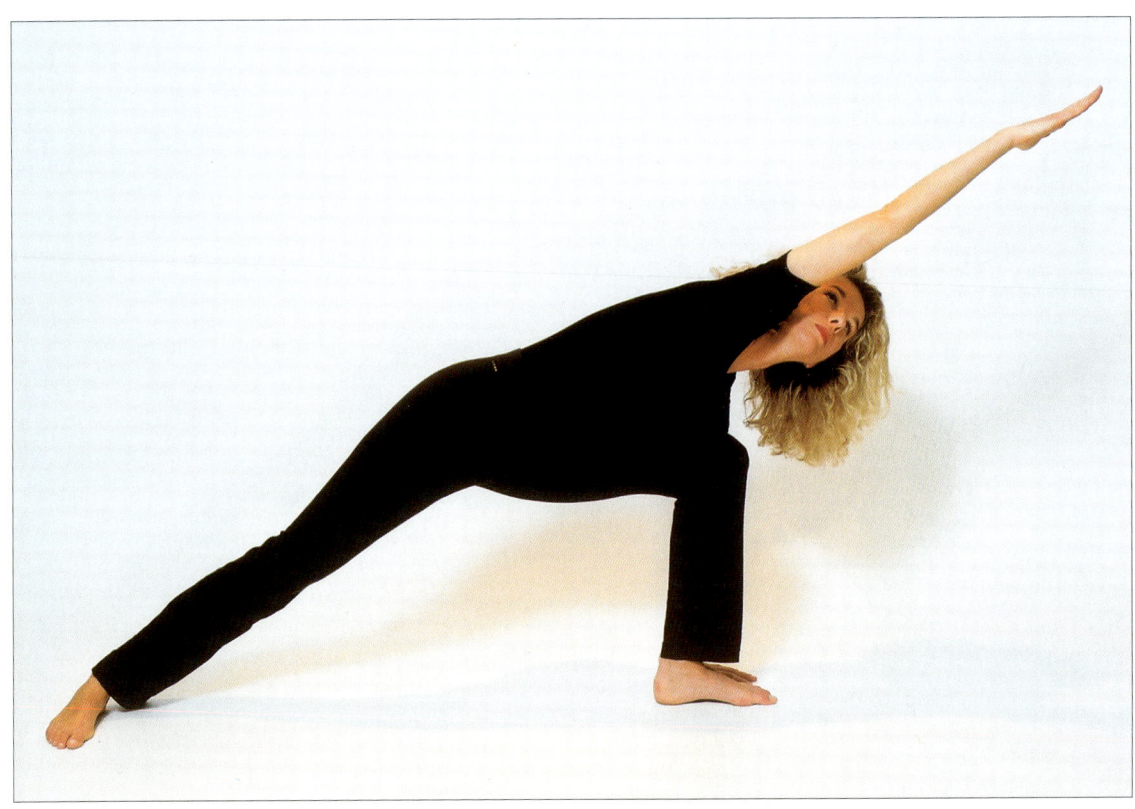

5.2 Gestreckter Seitenwinkel, links

Ausatmen.
Die Übung nach links wiederholen.

In der Position fünf Atemzüge nehmen.

Dann einatmen.
Aufrichten.
Kopf und Füße weisen nach vorn.
Ausatmen.
Geradestehen.
Die Füße im Abstand von ca. 20 cm parallel zueinander stellen.

Für Anfänger: Plazieren Sie beim »Gestreckten Seitenwinkel« die Hand an der Innen- statt der Außenseite des Beins. Wenn Ihnen das anfangs schwerfällt, können Sie den Arm auch angewinkelt auf das Knie legen und sich so abstützen.

Nutzen für Körper, Geist und Seele: Durch die Übung werden die Gelenke, Knie, Waden und Oberschenkel gestrafft und in Form gebracht. Das Fett um Taille und Hüften wird abgebaut und arthritische Schmerzen können gelindert werden. Die Ausscheidungsprozesse werden angeregt.
Die Reinigungsprozesse sensibilisieren Sie für Ihre Bedürfnisse! Da ist noch viel mehr, was gelebt und ausgedrückt werden möchte.

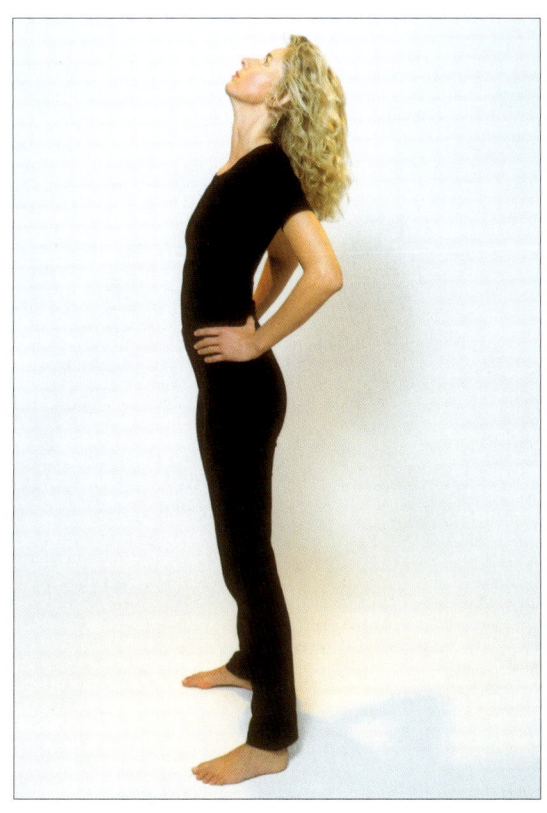

6. Gestreckte Beindehnung (Prasarita-Padottasana)

Einatmen.
Die Beine weit auseinanderstellen, die Füße bleiben parallel zueinander.
Die Arme in die Hüften stemmen.
Legen Sie den Kopf in den Nacken (nicht zu weit nach hinten beugen).
Ziehen Sie die Schulterblätter nach hinten zusammen.
Spannen Sie die Oberschenkel an, die Bandha sind aktiv.

Ausatmen.
Nach vorn strecken, bis die Hände den Boden berühren.
Der Rücken bleibt gerade.
Den Rumpf nach vorn zwischen die Beine ziehen, der Kopf befindet sich zwischen den Händen. Die Oberschenkelmuskeln und die Bandha bleiben aktiv.
Fünf Atemzüge lang in der Position verharren.

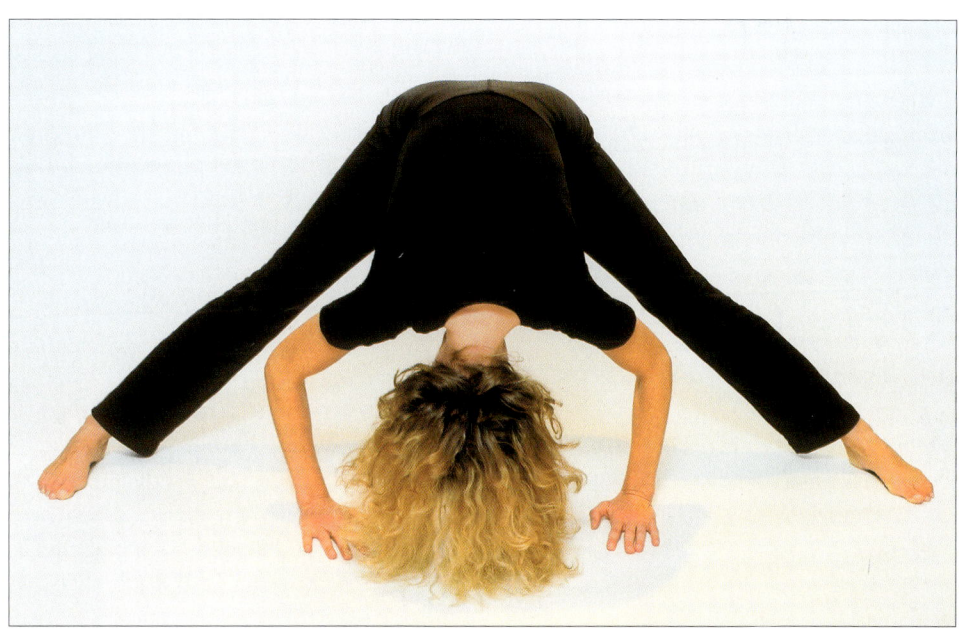

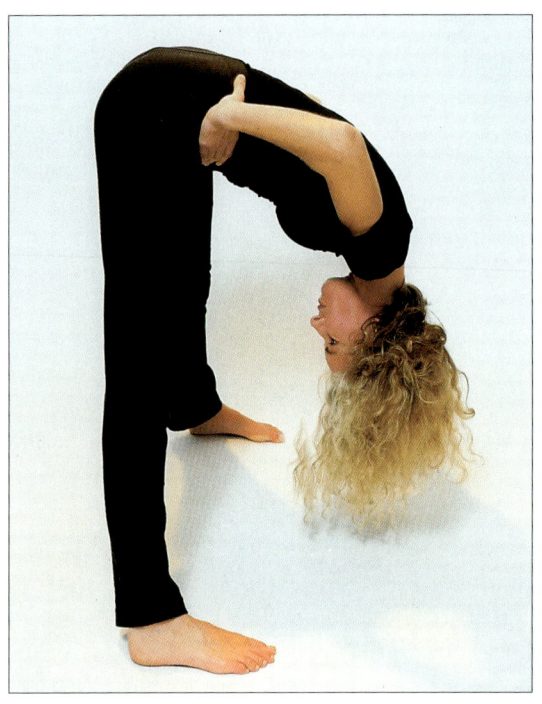

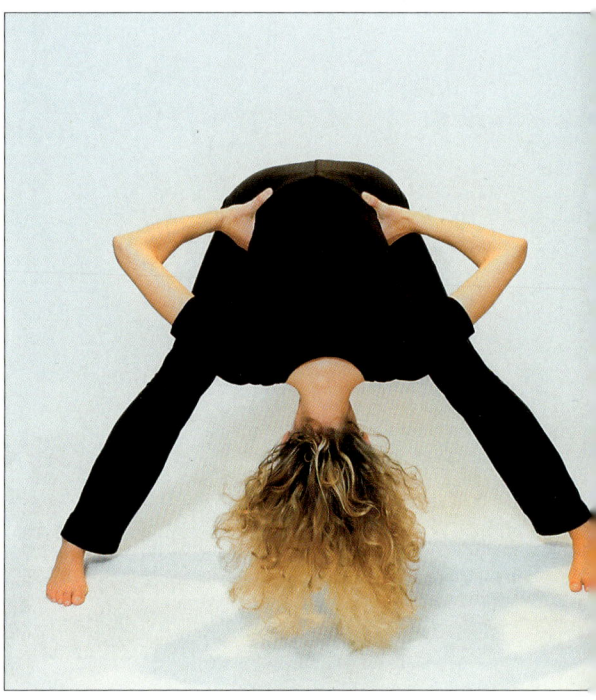

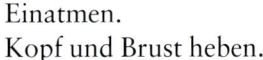

Einatmen.
Kopf und Brust heben.

Ausatmen.
Die Hände in die Hüften stemmen.
Einatmen. Richten Sie sich auf und beugen Sie sich nach hinten. Die Schulterblätter wieder nach hinten zusammenziehen, den Kopf in den Nacken legen. Die Oberschenkel und die Bandha bleiben angespannt.

Ausatmen.
Nach vorn kommen.
Die Hände bleiben an den Hüften.
Mit angespannten Oberschenkeln den Oberkörper nach unten zwischen die Beine ziehen.

Fünf Atemzüge lang in dieser Position verweilen.

Einatmen. Hochkommen und die Arme seitlich ausstrecken.

Ausatmen.
Die Oberschenkel bleiben angespannt.
Die Schulterblätter nach hinten zusammenziehen, die Arme hinter dem Rücken verschränken. Verschränken Sie nun auch die Hände, so dass sich die Schultern und der Brustkorb dehnen.
Einatmen. Nach hinten dehnen.
Die Bandha sind aktiv.

Ausatmen.
Nach vorn kommen und dabei – wenn möglich – die Hände nach außen drehen.
Vermeiden Sie es, den Rücken zu krümmen.
Den Nacken nicht anheben, der Kopf hängt locker zwischen den Schultern.
Die Bandha sind noch aktiv.

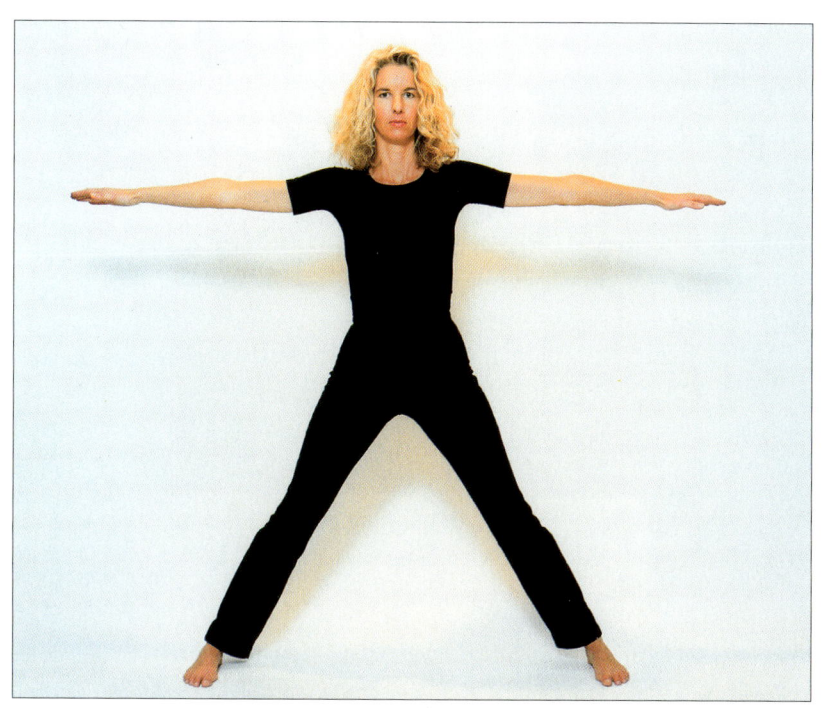

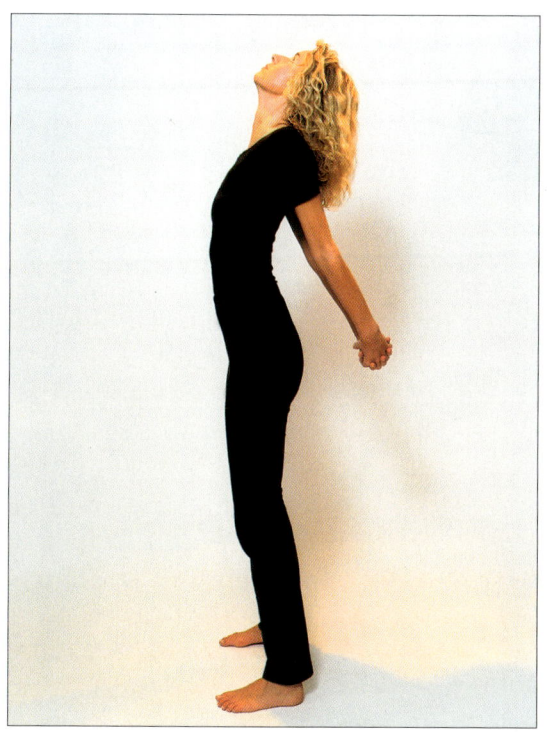

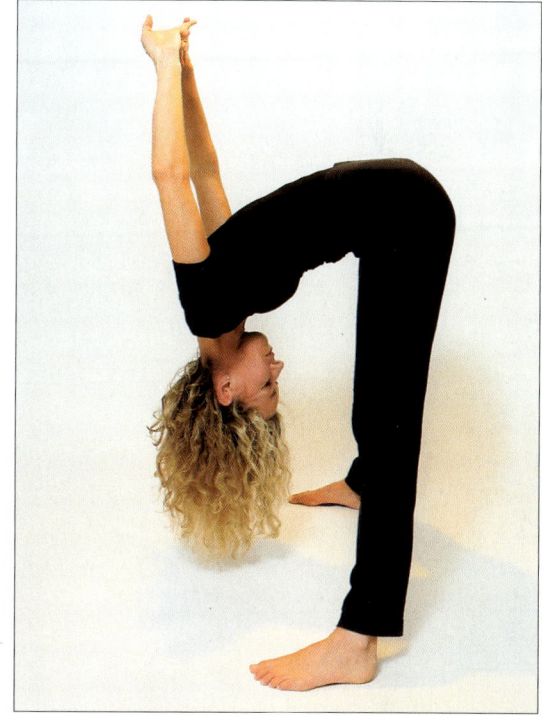

Fünf Atemzüge lang in der Position verweilen.

Einatmen.
Nach oben kommen und dabei Kopf und Brust heben.
Ausatmen.
Die Hände wieder auf die Hüften legen.

Einatmen.
Aufschauen, Schulterblätter zusammenpressen, den Brustkorb dehnen, indem Sie sich leicht zurückbeugen.
Oberschenkel und Bandha sind angespannt.
Ausatmen.
Nach vorn kommen und die Zehen mit den Daumen und Zeigefingern umfassen.
Den Rumpf an die Schenkel, wenn möglich bis zwischen die Beine ziehen.

Die Ellenbogen sind angewinkelt, so dass die Schultern locker bleiben.

Fünf Atemzüge lang in der Postion verweilen.

Einatmen.
Richten Sie sich auf und legen Sie die Hände dabei wieder auf die Hüften.
Ausatmen und die Füße parallel zueinander stellen. Geradestehen.

Für Anfänger: Beim Vornüberbeugen den Kopf nicht hängen lassen, sondern hochschauen und den Körper nicht so weit hinunterbeugen. Wenn Sie mit den Händen den Boden nicht berühren können, legen Sie sie auf den Oberschenkeln auf. Konzentrieren Sie sich auf den geraden Rücken.

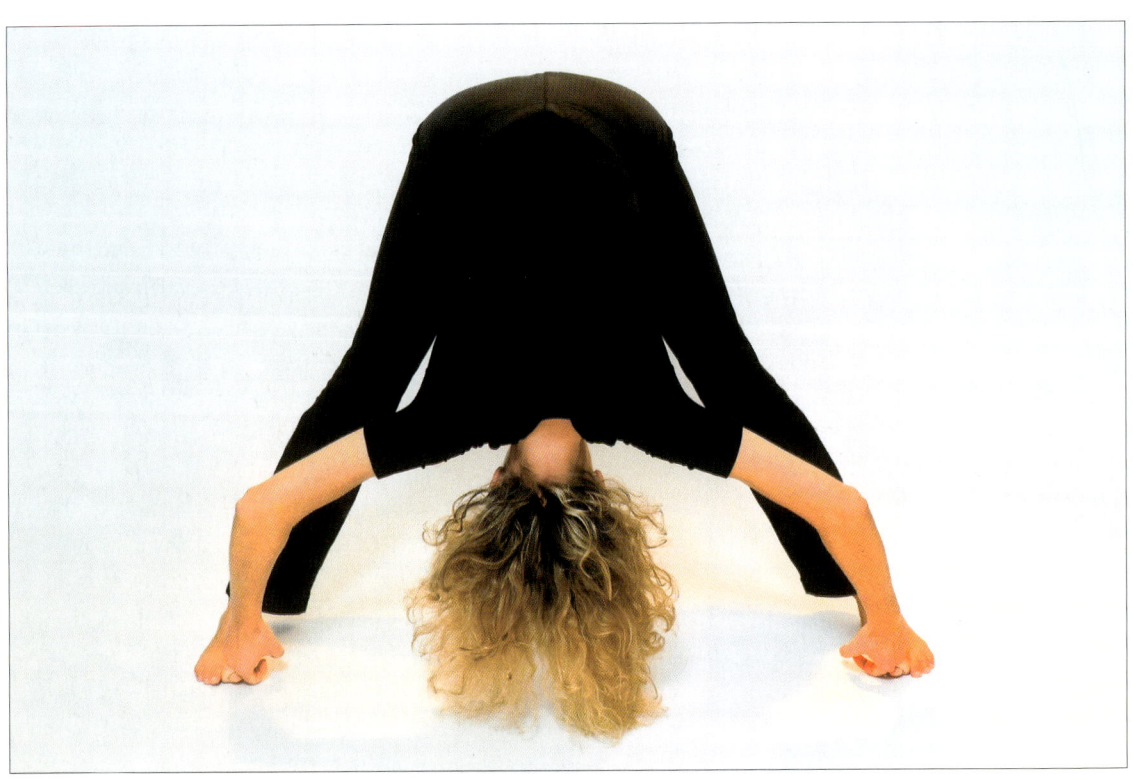

Nutzen für Körper, Geist und Seele: Durch die Übung wird die Oberschenkelmuskulatur gestärkt. Torso und Kopf werden gut durchblutet und die Verdauungsvorgänge werden angeregt, so dass die Entgiftung beschleunigt wird. Sie bekommen einen klaren Kopf. Die Konzentrations- und Merkfähigkeit werden erhöht, Sie fühlen sich nicht mehr müde und umnebelt. Das Frischegefühl wirkt sich sofort positiv auf die Stimmung aus!

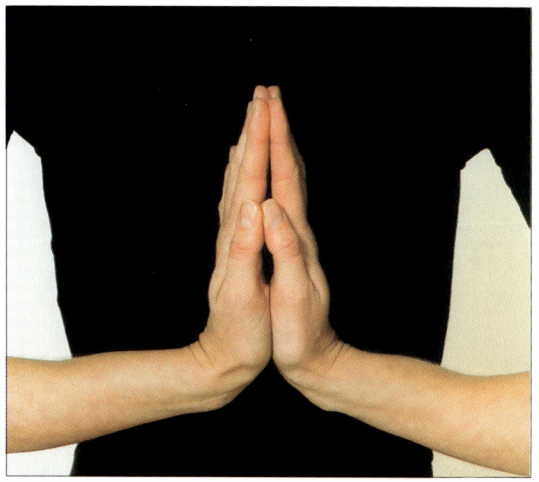

Vorsicht! Die Knie sollten bei der Übung durchgedrückt bleiben, so dass Sie im Gleichgewicht sind. Ansonsten könnten Schwindelgefühle auftreten und Verspannungen in den Schultern entstehen! Legen Sie niemals den Kopf zu weit nach hinten in den Nacken, der untere Rückenbereich oder die Bandscheiben können dadurch zu sehr belastet werden.

7.1 Seitendehnung (Parshvottanasana), rechts

Einatmen.
Die Beine ca. einen Meter spreizen, den rechten Fuß im rechten Winkel nach außen drehen, den linken ein wenig nach innen stellen.
Ausatmen.
Legen Sie am Rücken die Handflächen senkrecht aneinander oder verschränken Sie die Unterarme und halten Sie sie mit den Händen fest.
Drehen Sie das Becken und den Rumpf nach rechts.
Einatmen.
Dehnen Sie sich nach hinten und weiten Sie den Brustkorb.

Ausatmen.

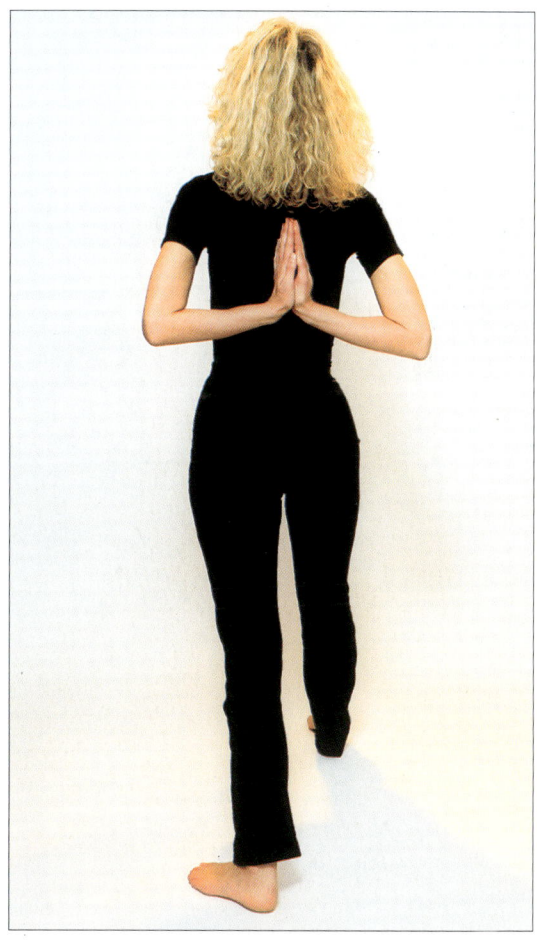

Beugen Sie sich nach vorn.
Das Kinn berührt idealerweise das Knie.
Schauen Sie auf die Füße.
Der Rücken bleibt gerade.
Die Bandha sind aktiv.

Fünf Atemzüge lang in der Position bleiben.

Einatmen.
Aufrichten und leicht nach hinten dehnen.

7.2 Seitendehnung, links

Ausatmen.
Die Füße nach links drehen. Die Hüfte und der Rumpf bewegen sich mit.
Die Übung nun zur linken Seite ausführen.
Fünf Atemzüge lang in der Position verharren.

Einatmen.
Bis zur Mitte hochkommen, die Füße parallel zueinander stellen.
Ausatmen.
Geradestehen.

Integrieren Sie in diese Übung ein Viniyoga-Element: Beugen Sie sich ein Stück in Richtung Knie und atmen Sie dabei aus; gehen Sie dann wieder hoch und atmen Sie dabei ein. Gehen Sie dann ein größeres Stück nach unten und atmen Sie dabei aus, gehen Sie dann wieder hoch usw. bis Sie das Knie erreicht haben. Führen Sie die Übung langsam durch und atmen Sie dabei langsam. Die Bandha sind aktiviert.

Für Anfänger: Machen Sie die Übung mit dem integrierten Viniyoga-Element oder beugen Sie sich stattdessen nur leicht nach vorne und verharren Sie drei bis fünf Atemzüge lang in dieser Position. Achten Sie darauf, den Rücken beim Vorwärtsbeugen nicht zu krümmen.

Nutzen für Körper, Geist und Seele: Beine und Hüften werden beweglich und die Wirbelsäule wird elastischer. Wenn der Kopf am Knie aufruht, ziehen sich automatisch die Unterleibsorgane zusammen. Sie werden durchgeknetet und gestärkt. Steife Handgelenke werden beweglicher. Durch die zurückgezogenen Schultern wird die Sauerstoffzirkulation in der Lunge verbessert. Eingefallene Schultern werden gehoben. Ihre Atmung wird jetzt immer besser! Sie merken, wie der Stress von Ihnen abfällt und Sie sensibler werden. Ihre fünf Sinne werden wacher. Die Haut wird gut durchblutet und sieht erfrischt aus.

8.1 Winkel mit gestrecktem Fuß, rechts

Einatmen.
Das rechte Bein anwinkeln.
Das Knie mit den Händen umfassen.
Die Wirbelsäule ist gerade, die Schultern sind nicht hochgezogen.
Die Bandha sind gespannt.
Halten Sie Ihr Gleichgewicht!
Schauen Sie geradeaus, suchen Sie sich gegebenenfalls einen Punkt, den Sie fixieren können.
Ausatmen.

Fünf Atemzüge nehmen.

Einatmen.
Die Schultern leicht nach hinten ziehen.
Ausatmen.
Das Bein jetzt strecken.
Die Hände greifen stützend an die Unterseite des Oberschenkels.
Schauen Sie weiter geradeaus.
Die Zehen des gestreckten Fußes in Richtung Körper ziehen.
Einatmen.

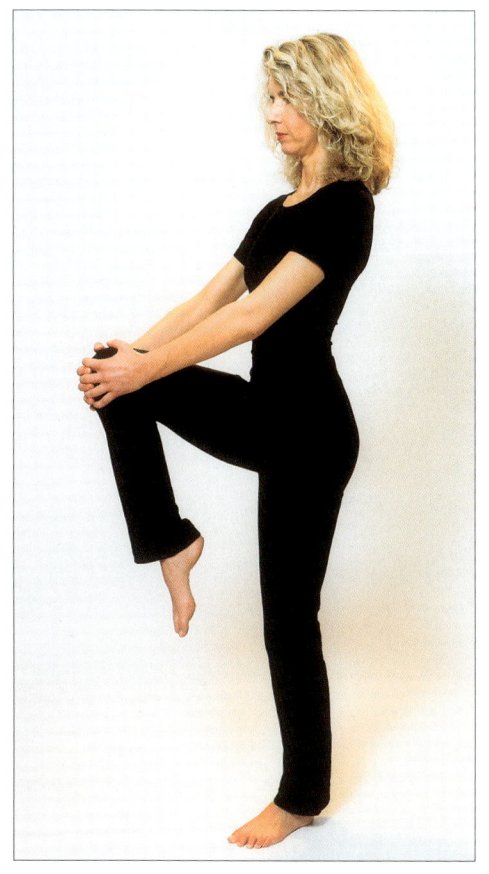
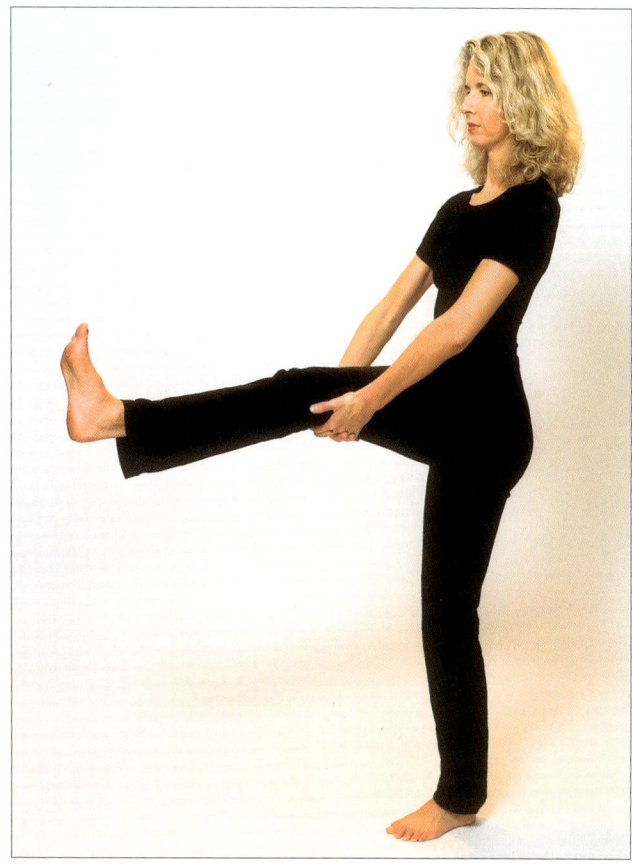

Das Knie anwinkeln und wieder mit den Händen umfassen.
Ausatmen. Lösen und geradestehen.

8.2 Winkel mit gestrecktem Fuß, links

Einatmen.
Die Übung mit dem linken Bein wiederholen.
Fünf Atemzüge nehmen.

Viniyoga-Variante: Strecken Sie beim Ausatmen das Bein und winkeln Sie es beim Einatmen wieder an. Sie können den Oberschenkel und das Knie beim Einatmen auch näher an den Rumpf heranziehen.

Für Anfänger: Es empfiehlt sich, nur einen oder drei Atemzüge zu nehmen. Um einen besseren Stand zu erhalten, können Sie die Hände auf die Hüften legen. Kneifen Sie sie ruhig etwas.

Nutzen für Körper, Geist und Seele: Ihr Gleichgewichtssinn wird erheblich verbessert. Sie verteilen Ihr Gewicht besser auf Beine und Füße! Der körperliche Nutzen findet auf seelischer Ebene seine Entsprechung: Das Gleichgewicht schafft Ausgeglichenheit und Ihre persönlichen Grenzen weiten sich!

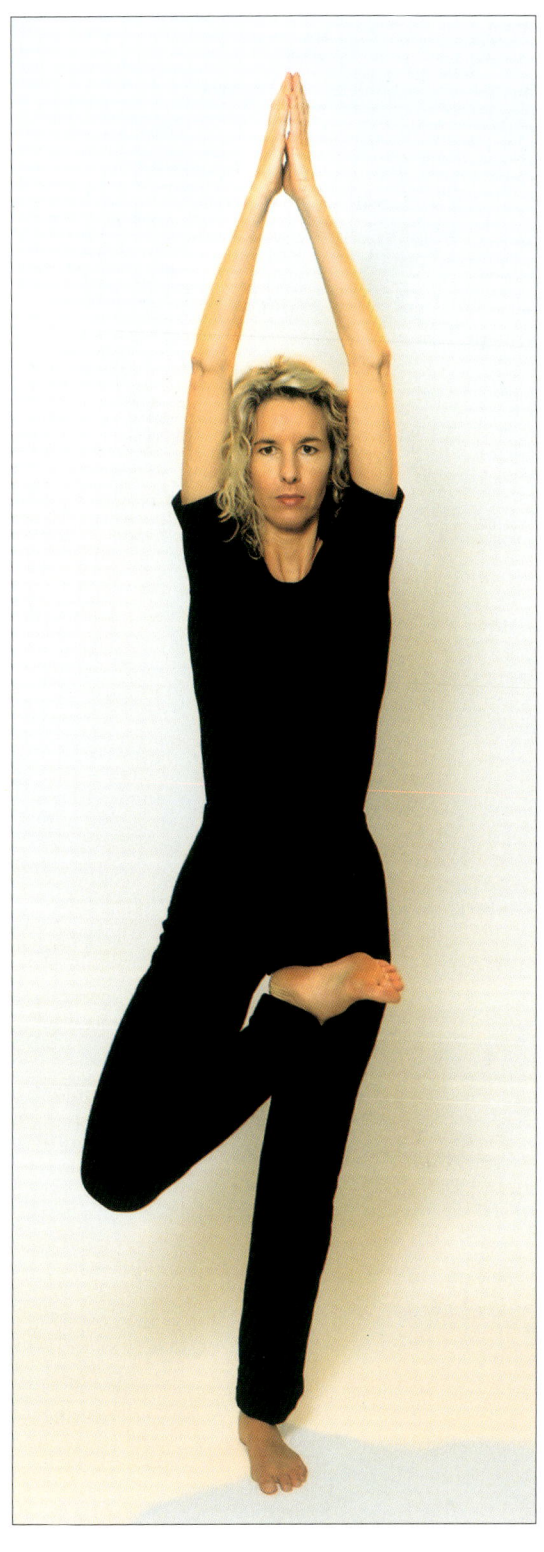

9.1 Stehender halber Lotus (Ardha-Baddha-Padmottanasana), rechts

Einatmen.
Das rechte Bein anwinkeln und mit den Händen festhalten.
Ausatmen.
Nach vorn schauen.
Die Bandha sind aktiv.
Einatmen.
Die Arme heben und gestreckt über dem Kopf zusammenführen.
Die Handflächen liegen aneinander.

Drei Atemzüge nehmen.
Ausatmen.
Die Position lösen.
Einatmen.
Geradestehen.
Ausatmen.

9.2 Stehender halber Lotus, links

Einatmen.
Die Übung mit dem linken Bein wiederholen.

Drei Atemzüge nehmen.

Ausatmen.
Die Position lösen.
Einatmen.
Geradestehen.
Ausatmen.

Vorsicht! Führen Sie diese Übung bei Knieverletzungen und speziell nach Meniskusoperationen behutsam durch oder überspringen Sie sie und gehen Sie gleich in die Baumposition.

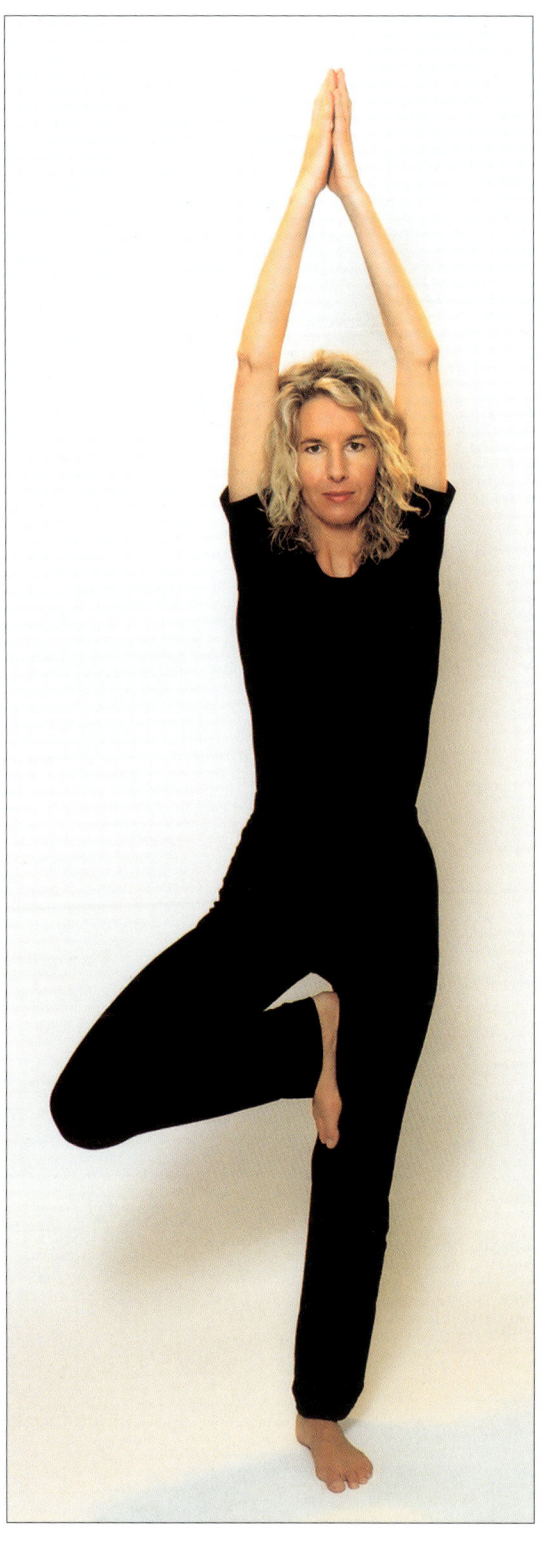

10.1 Der Baum, rechts

Einatmen.
Das rechte Bein anwinkeln und den Fuß an den linken Innenschenkel stellen.
Ausatmen.
Der Oberschenkel und die Bandha sind angespannt.
Einatmen.
Führen Sie die Hände nach oben und legen Sie die Handflächen über dem Kopf aneinander.
Blicken Sie geradeaus.

Drei Atemzüge nehmen.

Ausatmen.
Die Position lösen.
Einatmen.
Geradestehen.
Ausatmen.
Geradeausschauen.

10.2 Der Baum, links

Einatmen
Die Übung mit dem linken Bein wiederholen.

Drei Atemzüge nehmen.

Ausatmen.
Lösen.
Einatmen.
Geradestehen.
Ausatmen.
Geradeausschauen.

Wir legen jetzt wieder eine dynamische Sequenz ein, die an den Sonnengruß B anknüpft:

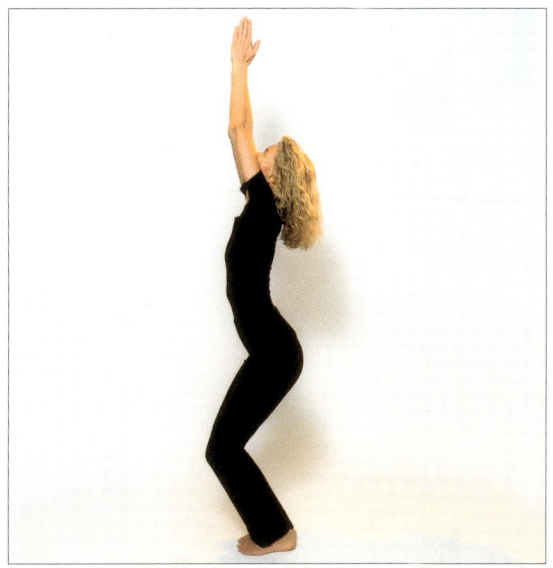

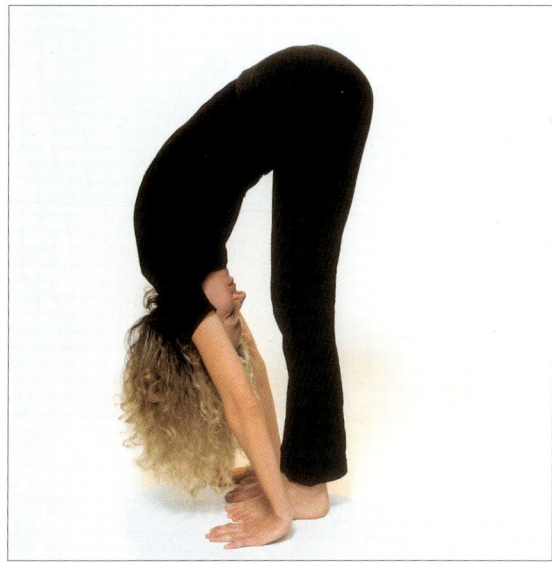

Einatmen. Knie beugen und Arme nach oben strecken.

Ausatmen. Aufrichten und nach vorn beugen, Hände neben den Füßen auf dem Boden auflegen.

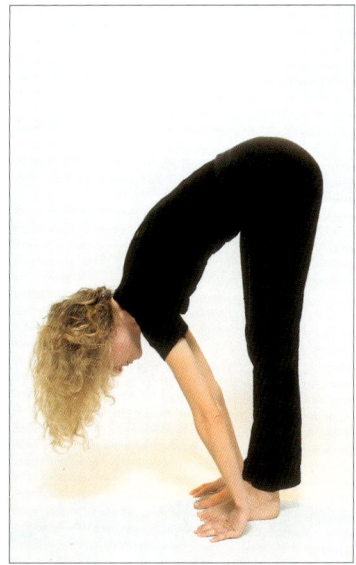

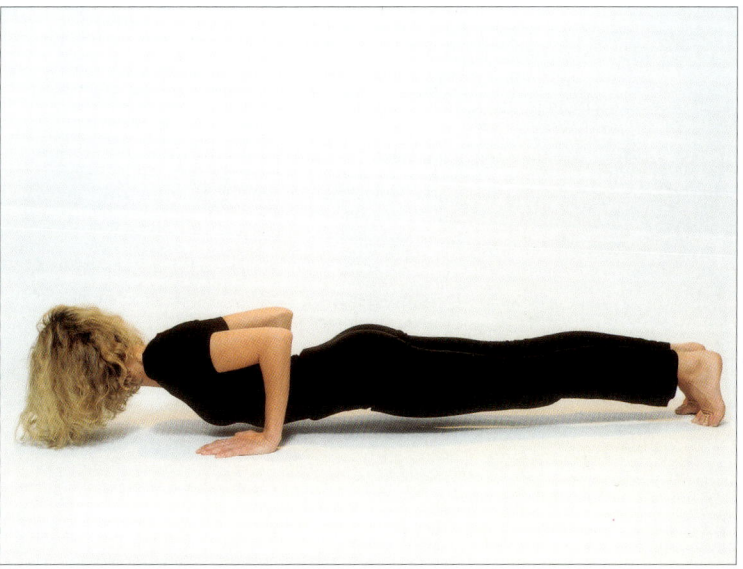

Einatmen. Den Kopf heben und den Rücken strecken.

Ausatmen.
In den Liegestütz gehen oder springen.

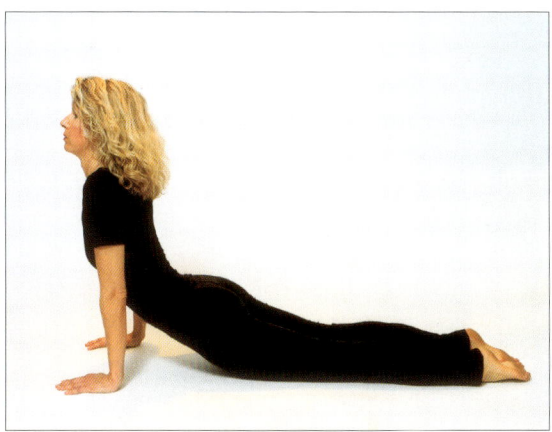

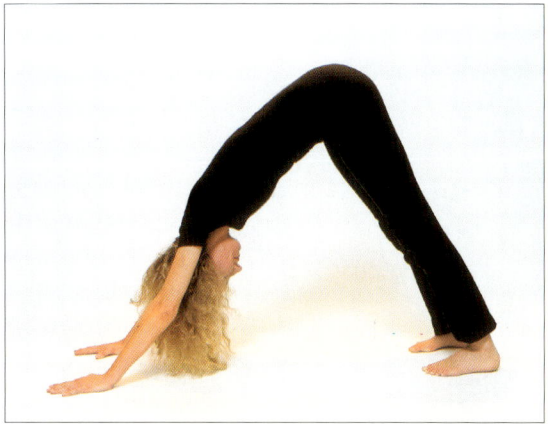

Einatmen.
»Aufschauender Hund«

Ausatmen.
»Hinabschauender Hund«

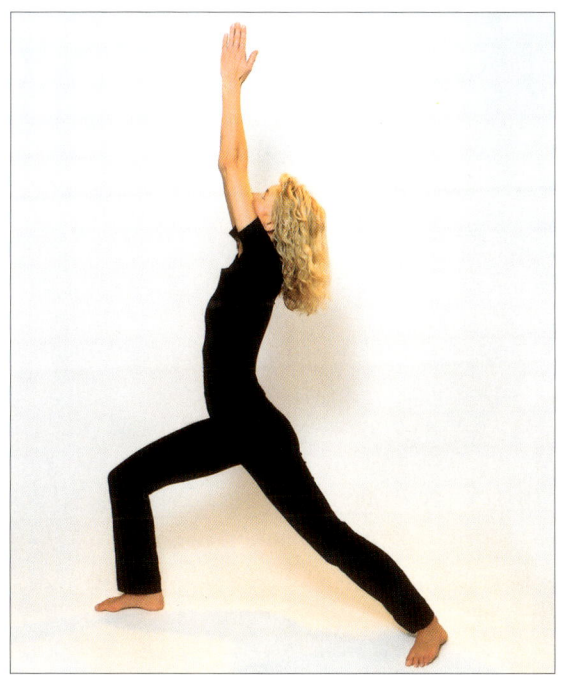

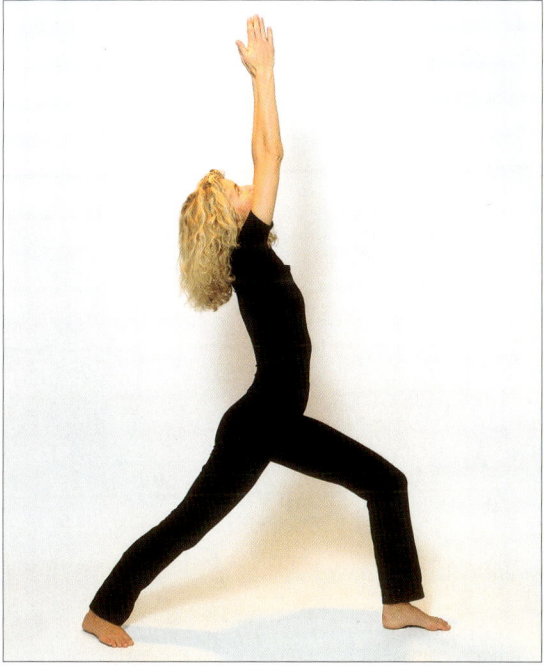

Einatmen. »Kriegerhaltung I« mit rechtem Bein vorn.
Ausatmen. Drehen Sie sich zur Mitte und führen Sie dabei die Arme nach unten.

Einatmen. Drehen Sie sich in die »Kriegerhaltung I«, links und schwingen Sie dabei die Arme hoch.

Nutzen für Körper, Geist und Seele: Die Sequenz erfrischt Körper und Geist und wirkt verjüngend. Die Lungen werden elastisch und die Nerven entlang der Wirbelsäule stimuliert. Müdigkeit verschwindet.

Ausatmen.
Die Füße parallel zueinander stellen.
Nach vorn schauen und die Arme seitlich ausstrecken.

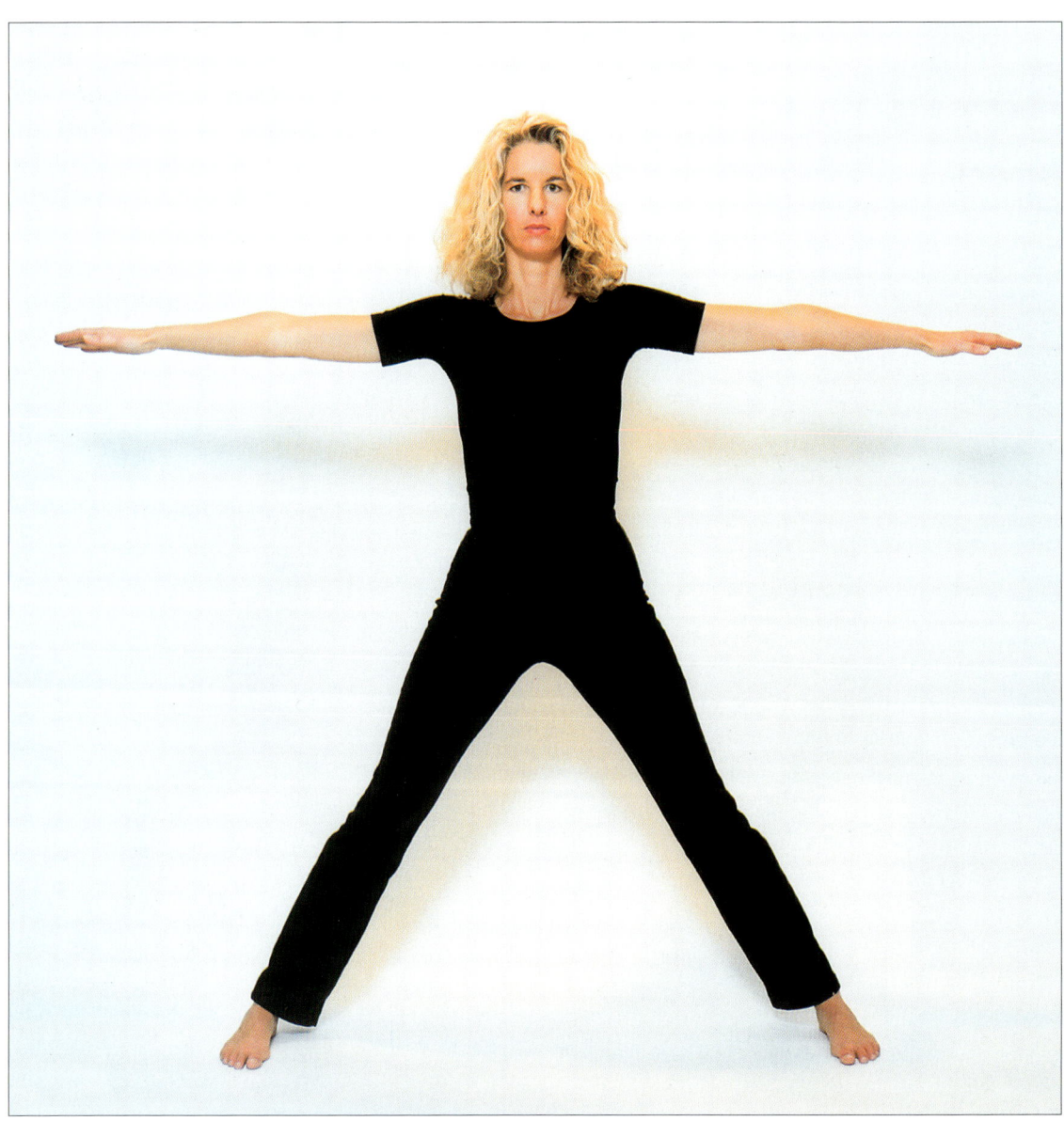

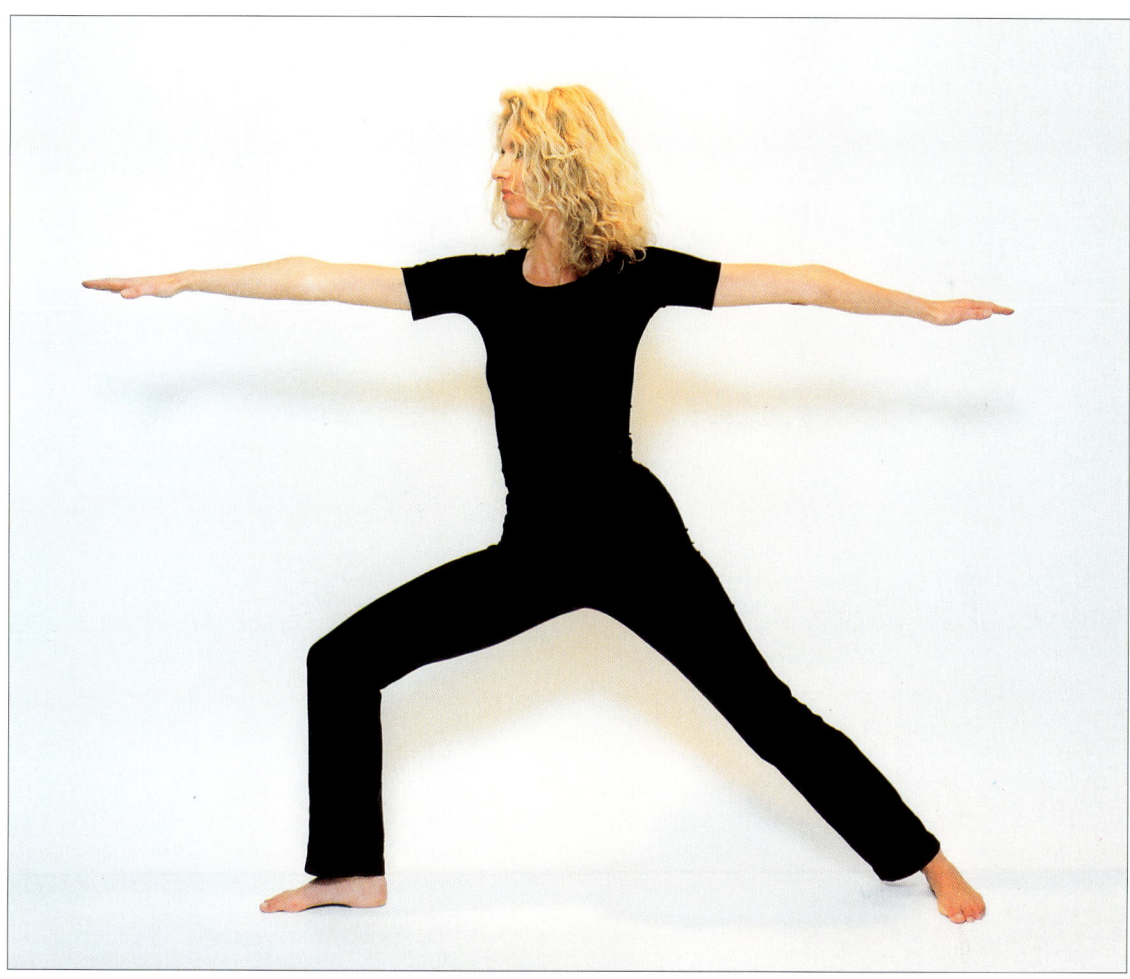

11.1 Kriegerhaltung II (Virabhadrasana II), rechts

Einatmen.
Die Hüfte, der Kopf und der rechte Fuß drehen sich nach rechts außen. Der Rumpf bleibt nach vorn gerichtet. Ausatmen.
Nach rechts strecken.

Nehmen Sie fünf Atemzüge und verharren Sie dabei in der Position.

Einatmen.
Strecken Sie das rechte Bein und drücken Sie sich hoch.

Die Bandha anspannen.
Drehen Sie die Füße nun zur anderen Seite wie in der ersten Kriegerhaltung.
Ausatmen.

11.2 Kriegerhaltung II, links

Winkeln Sie das linke Bein an und lassen Sie sich nach unten federn.
Der Blick ruht auf dem ausgestreckten linken Arm.

Nehmen Sie fünf Atemzüge und verharren Sie in der Position.

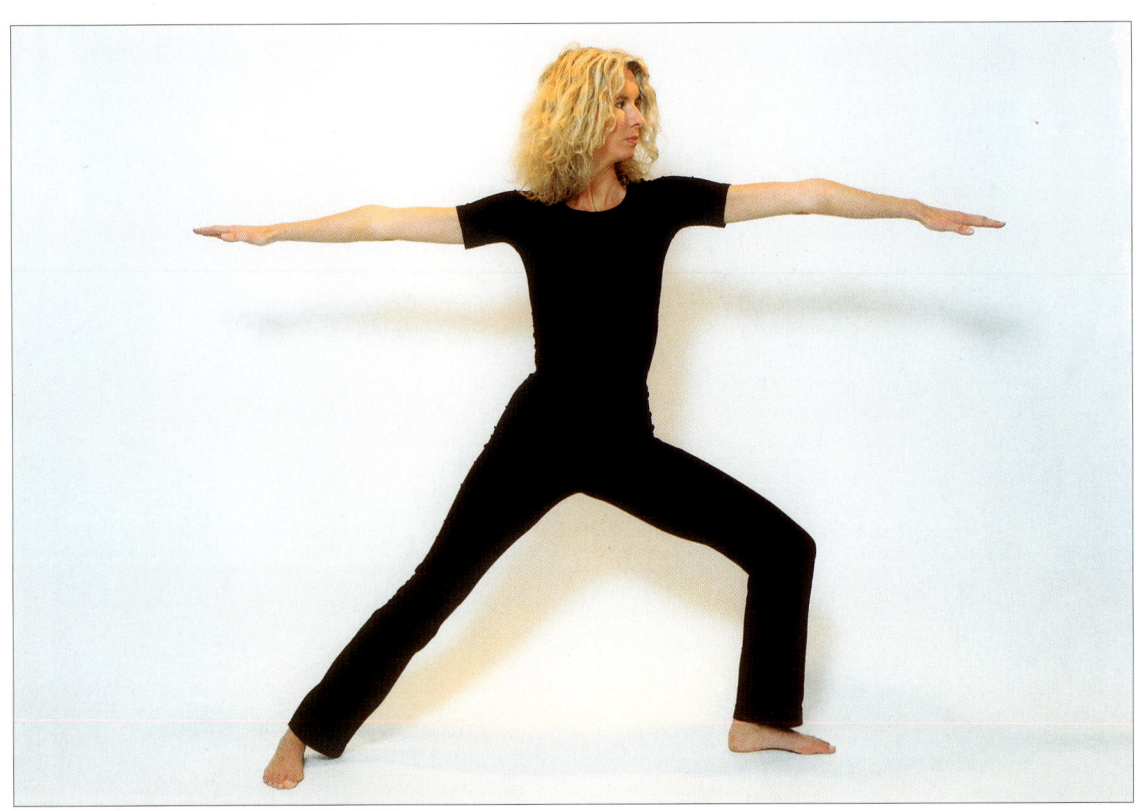

Nutzen für Körper, Geist und Seele: Da der Brustkorb in den beiden Kriegerhaltungen geweitet ist, wird die Tiefenatmung weiter intensiviert. Schulter- und Nackenverspannungen lassen nach. Die Fußgelenke und Knie werden gestärkt, Wadenkrämpfe lösen sich. Fettablagerungen um die Hüften könnnen reduziert werden. Durch die Lösung von Energieblockaden im Schulter-Nackenbereich verringert sich die Anfälligkeit für Kopfschmerzen.

Einatmen.
Die Füße parallel zueinander stellen.
Ausatmen.
Gehen Sie in die rechte Kriegerposition und dann fließend weiter nach unten.
Legen Sie die Hände in Hüftbreite voneinander entfernt neben dem rechten Fuß auf dem Boden auf.
Der Fuß des gestreckten linken Beins liegt nur noch auf den Zehenspitzen auf dem Boden auf.
Halten Sie den Kopf gerade und richten Sie den Blick geradeaus.

Wenn Sie Ihr Programm während der Übungen im Stehen unterbrechen möchten, nehmen Sie bitte immer zuerst noch die Position wie auf Seite 63 oben dargestellt ein, führen Sie dann die Übungssequenz des Krieger II durch und schließen Sie die Standreihe dann mit den auf Seite 75 angeführten drei Übungen ab. Gehen Sie danach in die drei Ausklangspositionen im Sitzen (s. S. 101–102). Danach können Sie das Training beenden. Hören Sie nie mitten im Programm auf, da sich sonst ein Gefühl von Unausgeglichenheit einstellen kann.

Es ist ratsam, die stehenden Positionen so lange zu üben, bis man alle auswendig kennt, und dann erst mit dem Programm fortzufahren.

12. Vierfüßlerstand oder Katze

Wir kommen jetzt zu den Übungen für den Übergang zwischen Stand- und Bodenpositionen.

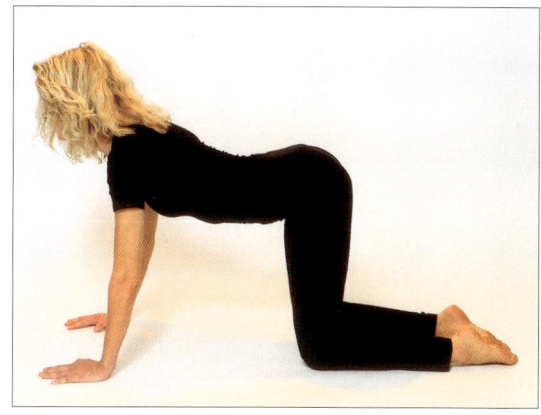

Einatmen.

Die Beine geradeaus nach hinten strecken, die Fußsohlen zeigen nach oben.

Die Unterschenkel berühren den Boden, bis zwischen ihnen und den Oberschenkeln ein rechter Winkel entsteht.

Legen Sie den Kopf leicht in den Nacken und lassen Sie die Wirbelsäule einsinken (s. Bild oben). Ziehen Sie den Po nach oben und halten Sie die Schultern gerade. Die Bandha sind gelöst.

Ausatmen.

Strecken Sie die Wirbelsäule nun langsam und machen Sie einen Buckel. Dehnen Sie sich in den Buckel hinein, bis der Rücken rund wird.

Die Bandha anspannen.

Den Kopf hängen lassen.

Einatmen.

Den Rücken entspannen.

Ausatmen.

Setzen Sie sich auf die Unterschenkel und strecken Sie sich.

Die Bandha lösen.

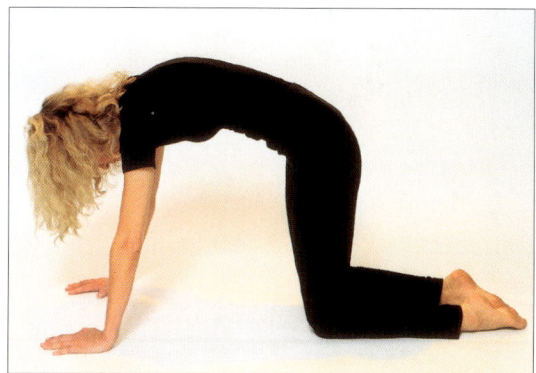

Fünf Atemzüge lang in der Haltung verweilen.

Einatmen.

In den Vierfüßlerstand gehen.

Ausatmen.

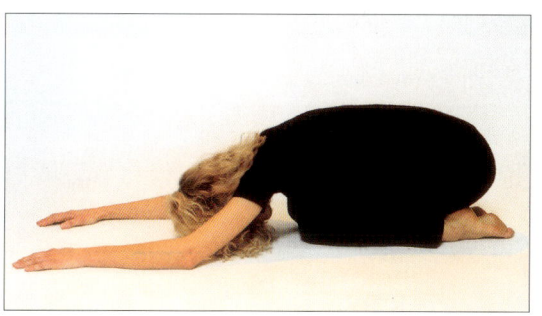

Ein Bein nach dem anderen nach vorn führen, bis beide Beine auf dem Boden aufliegen und Sie sitzen.

Hiermit ist die Sequenz der stehenden Übungen abgeschlossen und wir kommen zu den sitzenden Asanas.

Ins Zentrum der Kraft kommen

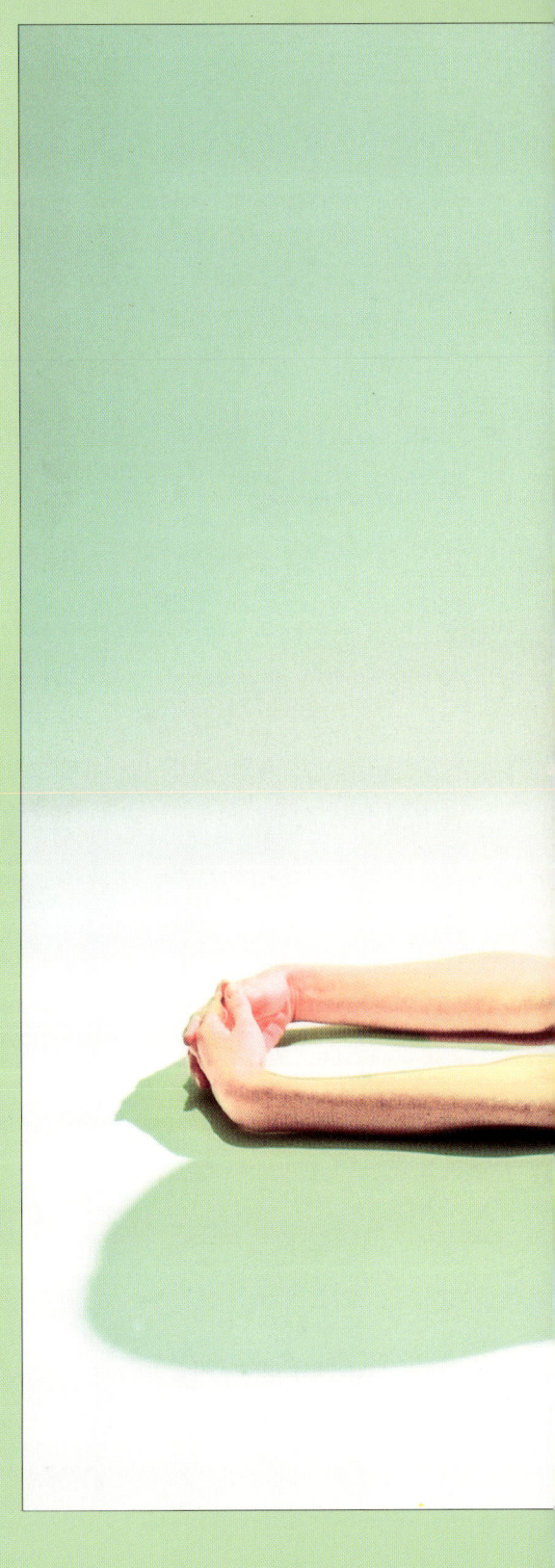

Durch die Übungen am Boden fließt die Energie frei durch den Körper, wir werden fit, sensibel und wach. Indem wir ruhiger werden, können wir eine harmonische Beziehung zu uns und der Welt um uns aufbauen. Alle unsere Aktivitäten und Bemühungen werden dann Teil dieser Harmonie. Wenn wir nicht länger nur unser Ego und unseren Intellekt sprechen lassen, sondern aus einer tiefen Weisheit heraus handeln, kreieren wir eine Umgebung, die heilsam und unserer selbst würdig ist, in der wir unsere Grenzen akzeptieren und mit ihnen arbeiten.

Durch die Übungen werden Bewegung und Atmung synchronisiert und die Konzentration gesteigert. Die dadurch entstehende Selbstzentrierung unterstreicht die positive Ausstrahlung und die Präsenz.

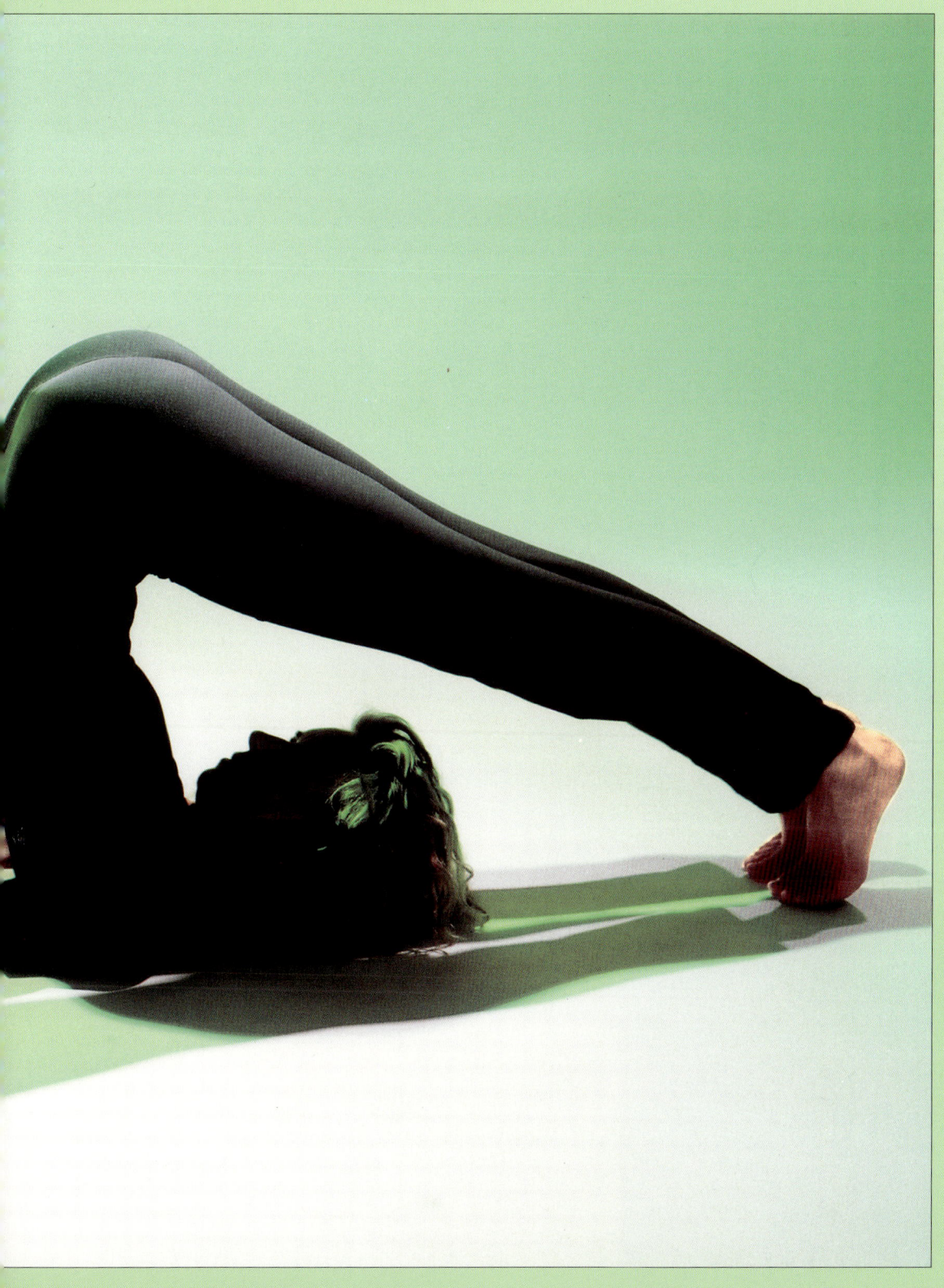

Nutzen für Körper, Geist und Seele

Die Übungen am Boden massieren und energetisieren die inneren Organe. Der Rücken wird gestärkt, das Becken besser durchblutet und Beschwerden im Urogenitalbereich werden gemildert. Sie fühlen sich frisch und munter, das Denken wird klarer, Angstgefühle, emotionale Verstimmungen und Lethargie verflüchtigen sich.

Dauer der Übungssequenzen

Übungen am Boden und Warming-down zwischen 20 und 30 Minuten, je nach Anzahl der Atemzüge; 15 Übungssequenzen.

Brechen Sie nach dem Warming-down Ihr Training nicht ab, sondern gehen Sie zu den Ausklangspositionen über.

Übungen am Boden

1. Grundposition im Sitzen (Dandasana)

Einatmen.
Die Beine strecken und die Zehen zum Körper hin hochziehen.
Die Wirbelsäule ist gerade, der Kopf leicht nach unten gebeugt.
Die Schultern sind gerade und ein wenig nach hinten angezogen, so dass sich der Brustkorb weitet.
Die Hände liegen neben dem Gesäß auf dem Boden auf.
Die Bandha und die Oberschenkel sind angespannt.
Ausatmen.
Fünf Atemzüge lang in der Position verweilen.

Einatmen.
Die Arme nach oben strecken.
Ausatmen.
Den Körper dann nach vorn beugen, mit Daumen und Zeigefinger die Zehen greifen.
Einatmen.
Der Rücken bleibt gestreckt, der Kopf wird leicht in den Nacken gelegt.
Der Blick geht nach oben.
Die Bandha und Beinmuskeln anspannen.
Denken Sie wieder an das »Ozeanische Atmen«!

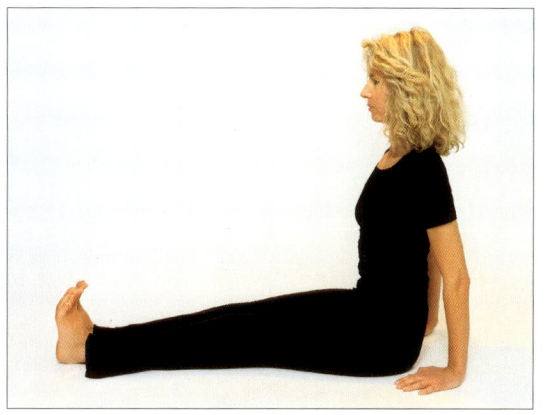

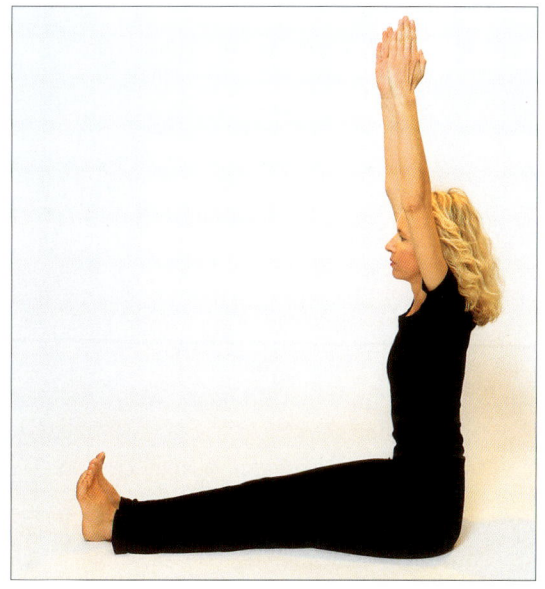

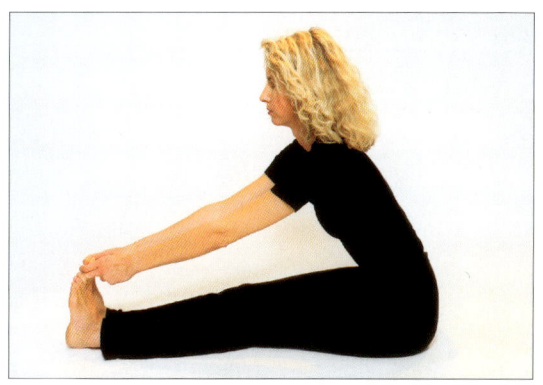

Nutzen für Körper, Geist und Seele: Der mittlere Rückenbereich wird gestärkt, Fett um die Hüfte herum abgebaut.
Die inneren Organe werden gefestigt.

Für Anfänger: Legen Sie die Hände an die Knöchel, wenn Sie die Zehen nicht erreichen können. Achten Sie auf einen geraden Rücken!

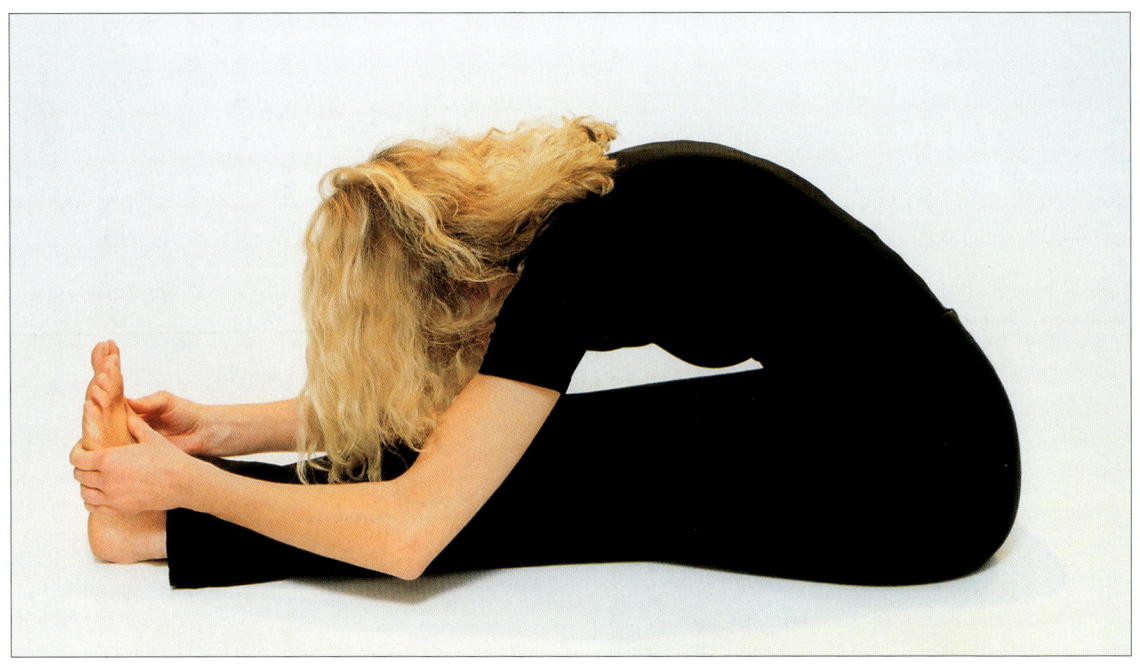

2.1 Vorwärtsbeugung (Pashchimottanasana)

Ausatmen.
Winkeln Sie die Ellenbogen an und ziehen Sie sich an den Oberarmen nach unten. Legen Sie das Kinn auf die Knie und halten Sie dabei den Rücken gerade.
Bandha und Oberschenkelmuskeln anspannen.
Zu den Zehen schauen.
Fünf Atemzüge lang in der Position verweilen.

2.2 Intensive Vorwärtsbeugung

Einatmen.
Kopf heben, Arme strecken.
Den Rücken gerade durchstrecken.
Ausatmen.
Nach vorn beugen (Rücken gerade!) und mit den Händen die Füße ganz umfassen.
Das Kinn liegt wieder an den Knien.
Fünf Atemzüge lang in der Position verweilen.

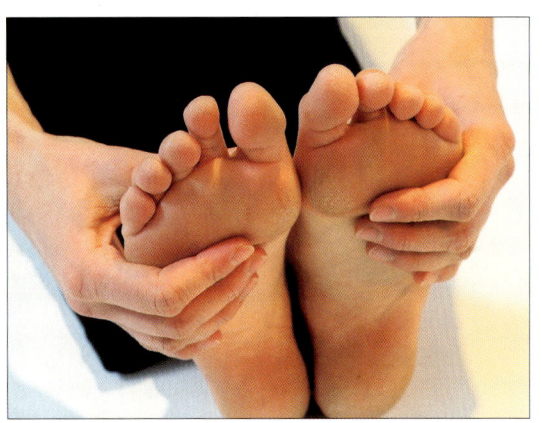

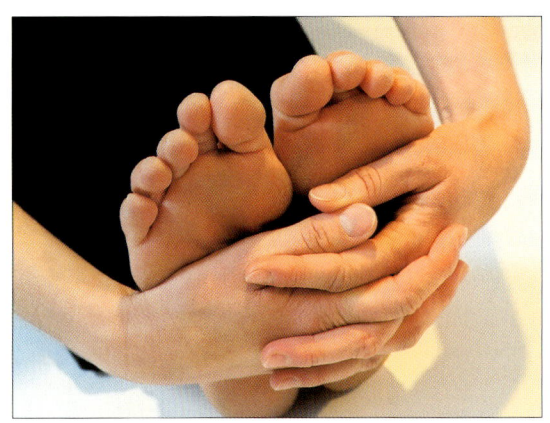

Einatmen.
Zum Sitzen hochkommen.
Ausatmen.
Die Handflächen seitlich neben dem Gesäß auf den Boden auflegen.

> **Nutzen für Körper, Geist und Seele:** B. K. S. Iyengar hat die Wirkungen der Vorwärtsbeugen im Sitzen besonders hervorgehoben und sie so begründet: Bei Tieren liegt die Wirbelsäule von der Erde aus gesehen horizontal und das Herz befindet sich unter ihr. Das gibt den Tieren große Ausdauer.
> Beim Menschen dagegen verläuft die Wirbelsäule vertikal und das Herz ist vor ihr positioniert. Das hat zur Folge, dass wir schneller ermüden und anfälliger für Herzerkrankungen sind.
> Beim Vorwärtsbeugen wird die Wirbelsäule in eine horizontale Lage gebracht. Wenn wir eine Weile in horizontaler Lage bleiben, werden Herz und Unterleibsorgane massiert. Die Durchblutung des Unterleibs wird angeregt, und das kann gegen Impotenz wirken.

Nach der traditionellen Form des Power Yoga werden die fließenden Übergänge bei den Übungen im Sitzen durch die Übernahme eines Teils des Sonnengrußes A oder aber durch die Wiederaufnahme eines vollständigen Sonnengrußes geschaffen. Man nennt diese Technik, die aus dem Ashtanga stammt, Vinyasa. Es wurde in viele Power-Yoga-Programme aufgenommen. Ich habe das Vinyasa in meiner Übungsabfolge gekürzt und vereinfacht, möchte aber an dieser Stelle ein Beispiel dafür geben:

Einatmen.
Die Hände auf den Boden drücken und die Bauchmuskeln anspannen.

Ausatmen.
Versuchen Sie sich nun vom Boden abzustoßen, kreuzen Sie dabei die Beine und ziehen Sie sich zwischen den Armen hindurch nach hinten oder springen Sie in den Liegestütz.
Einatmen, die Position des »Aufschauenden Hundes« einnehmen.

Ausatmen.

»Hinabschauender Hund«.

Einatmen.

Zwischen die Arme hindurch nach vorn schwingen bzw. springen. Ausatmen. In die sitzende Grundposition gehen.

Sie können zwischen den sitzenden Positionen auch die folgende Übung machen: Kreuzen Sie die Beine und stemmen Sie die Arme gegen den Boden. Schaukeln Sie nun. Auch das ist anfangs sehr schwierig! Halten Sie bei dieser Übung keinesfalls die Luft an! Ich möchte es Ihnen freistellen, diese Übungssequenz durchzuführen. Sie können auch die Grundposition des Sitzens zwischen den einzelnen Sitzpositionen einnnehmen.

Ich habe alle Sitzübungen so angeordnet, dass auf jede Muskeldehnung eine Muskelentspannung folgt und der Bewegungsfluss leicht zu erlernen ist.
Wenn die Atemtechnik und die Bandha richtig ausgeführt werden, entsteht ein wirkungsvoller Bewegungsfluss und die innere Hitze wird aufrechterhalten.

3. Rückwärtsbeugung (Purvottanasana)

Einatmen.
Legen Sie die Handflächen hinter sich auf dem Boden auf, die Finger sind entspannt, die Fingerspitzen weisen zum Körper.
Stemmen Sie nun den Körper hoch, bis nur noch die gestreckten Füße auf dem Boden aufliegen.
Der Kopf liegt tief im Nacken.
Ausatmen.
Stemmen Sie sich hoch, bis der Körper beinahe eine Gerade bildet.
Die Schulterblätter sind leicht nach hinten zusammengezogen, der Brustkorb ist geweitet.
Die Oberschenkel sind angespannt.

Fünf Atemzüge nehmen.

Einatmen.
Ausatmen.
Den Körper wieder in die Sitzposition bringen.
Einatmen.
Die Fußspitzen zum Körper ziehen.
Die Bandha und die Oberschenkel anspannen.
Ausatmen.

Nutzen für Körper, Geist und Seele: Durch die Übung werden die Hand- und Fußgelenke gestärkt und die Schultergelenke beweglicher. Der Brustkorb wird geweitet, Herz und Kreislauf werden angeregt. Die Übung ist ein Ausgleich zu den anstrengenden Vorwärtsbeugen und die Müdigkeit verschwindet.

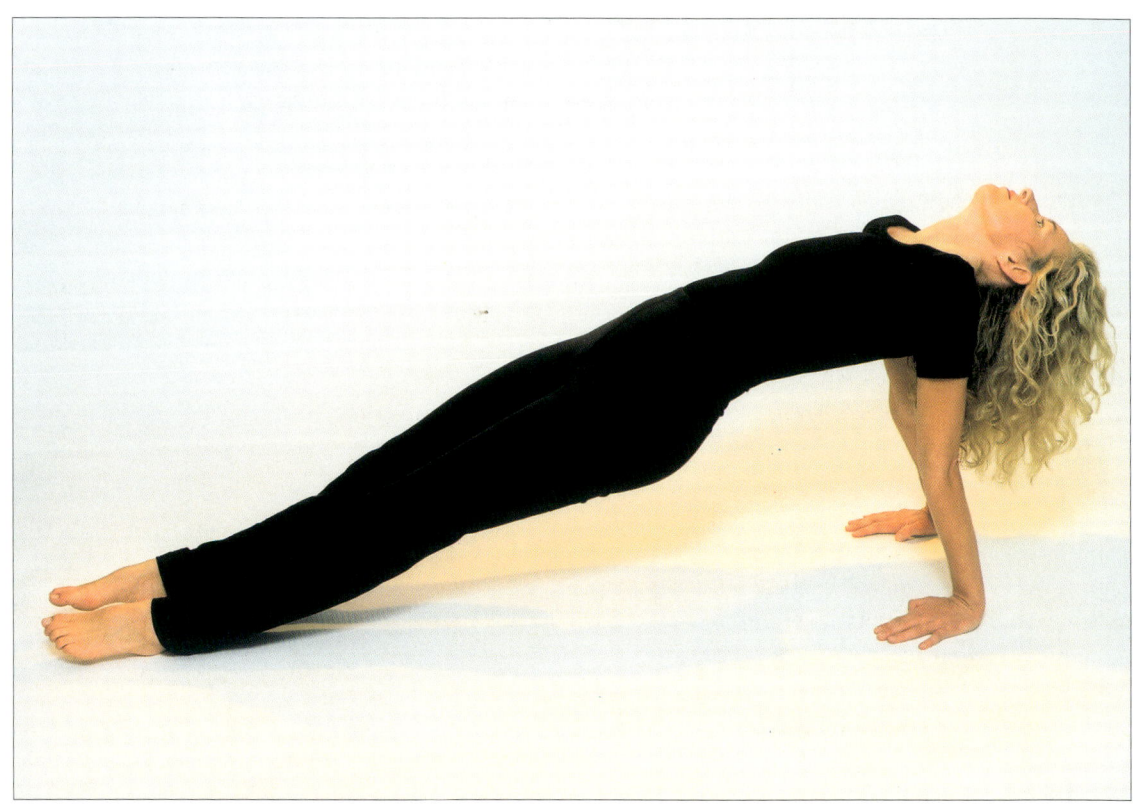

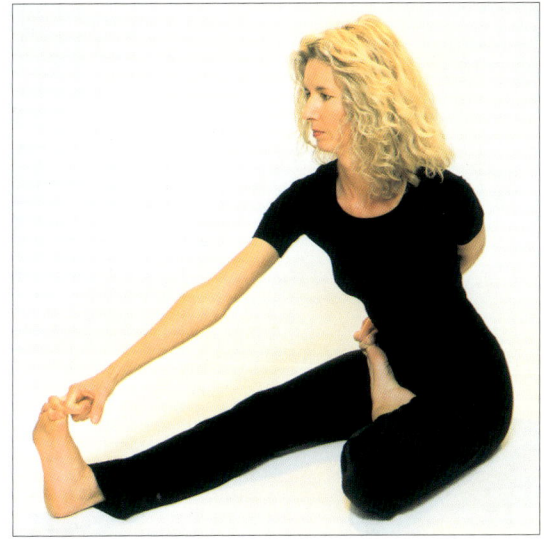

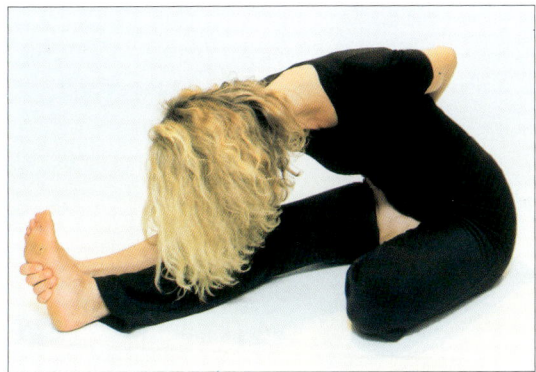

4.1 Halber Lotus (Ardha-Baddha-Padma-Pashchimottanasana), rechts

Einatmen.
Das rechte Bein anwinkeln, den Fuß auf den linken Oberschenkel legen, die Ferse berührt den Bauch, die Fußinnenseite zeigt nach oben. Den rechten Arm am Rücken entlang nach unten führen, bis der Daumen und der Zeigefinger den Zeh des linken Fußes greifen. Nehmen Sie fünf Atemzüge. Einatmen.
Die linke Hand nach unten führen und mit Zeigefinger und Daumen den Zeh fassen. Den Kopf heben und den Rücken strecken. Ausatmen.
Nach vorne beugen (Rücken gerade!).
Ziehen Sie nun den Oberkörper soweit wie möglich nach unten.

Den Kopf auf das Knie legen.
Den gestreckten Oberschenkel anspannen.
Zu den Füßen schauen.
Fünf Atemzüge lang in der Position verweilen.
Einatmen.
Zurück in die Grundposition kommen.
Ausatmen.

4.2 Halber Lotus, links

Einatmen.
Die Übung zur anderen Seite hin wiederholen.
Ausatmen.
Fünf Atemzüge nehmen. Einatmen.
Zurück in die Grundposition kommen.

Vorsicht! Den »Halber Lotus« nicht bei Rücken-, Knie- oder Bänderproblemen ausführen!

Legen Sie stattdessen den Fuß angewinkelt an die Innenseite des Oberschenkels, so dass dieser entspannt auf dem Boden aufliegt!

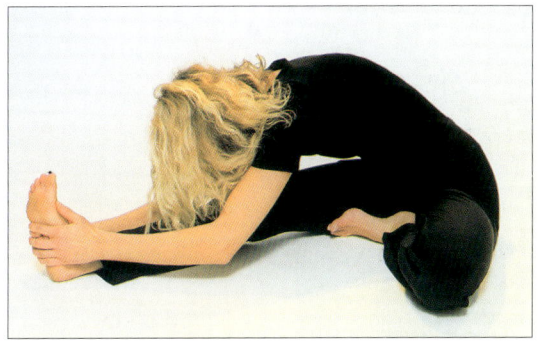

Nutzen für Körper, Geist und Seele: Die Knie werden beweglicher. Beim Vorwärtsbeugen werden die inneren Organe massiert und energetisiert. Die Durchblutung der Sexualorgane wird verstärkt und die Dünndarmfunktion verbessert. Schönheit, Konzentration und klares Denken werden gefördert. Die Übung hilft bei Depressionen!

5.1 Lotusblume (Janu Sirsasana), rechts

Einatmen.
Das rechte Bein ausgestreckt lassen, den linken Fuß an die Innenseite des rechten Schenkels legen.
Mit der rechten Hand den rechten Fuß fassen.
Den linken Arm in einem halben Bogen über den Körper und Kopf führen und dehnen.
Spüren Sie, wie sich Ihre linke Körperseite dehnt!

Fünf Atemzüge lang in der Position verweilen.

Ausatmen.
Die Position lösen.
Zur Grundposition zurückkehren.

5.2 Lotusblume, links

Einatmen.
Die Übung zur anderen Seite hin wiederholen.

Fünf Atemzüge nehmen.

Ausatmen.
Die Position lösen.
Zur Grundposition zurückkehren.

Nutzen für Körper, Geist und Seele: Die Leberentgiftung wird gefördert und damit die eigene Freundlichkeit und Würde. Bei unausgeglichener Leberfunktion empfinden Sie Ärger und sind leicht zu irritieren.

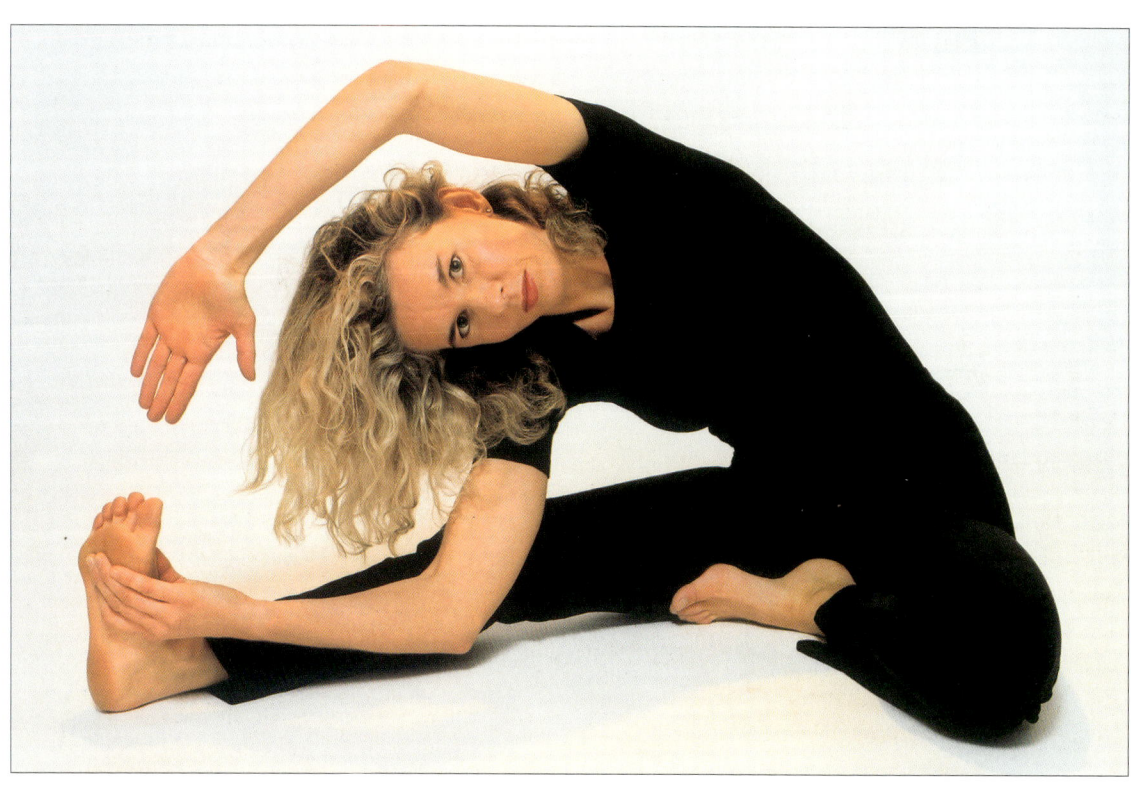

6.1 Angewinkeltes Bein (Marichyasana), rechts

Einatmen.
Das rechte Bein anziehen und den Fuß vor dem Gesäß auf den Boden stellen.
Die Fußaußenseite bildet eine Gerade mit der Hüfte.
Ausatmen.

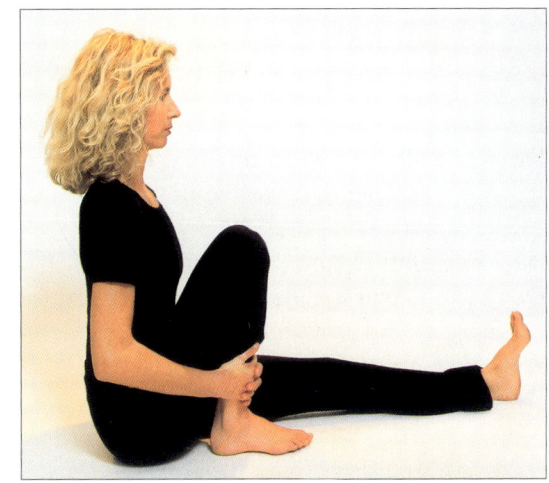

Den rechten Arm nach vorn strecken.
Den Oberkörper nach rechts drehen und über die rechte Schulter schauen.
Den rechten Arm am Knie vorbei nach hinten bringen.
Den linken Arm am Rücken entlang nach unten führen, bis die rechte Hand das Handgelenk greifen kann.
Einatmen.
Den Kopf heben und den Rücken strecken.
Ausatmen.

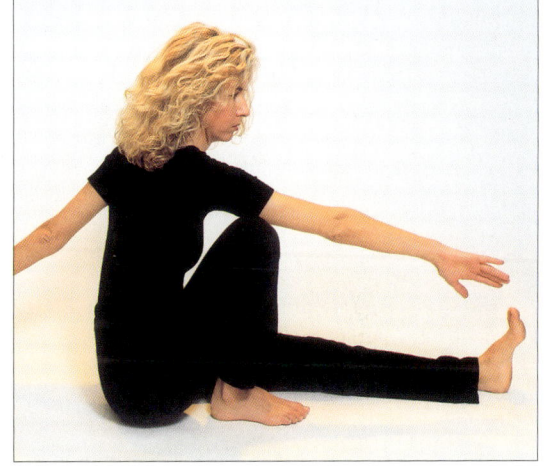

Nach vorn beugen.
Die Stirn berührt das Schienbein.
Den linken Oberschenkel anspannen.

Fünf Atemzüge nehmen.

Einatmen.
Den Kopf heben und den Rücken strecken.
Ausatmen.
Die Haltung auflösen
Zum Sitzen kommen.

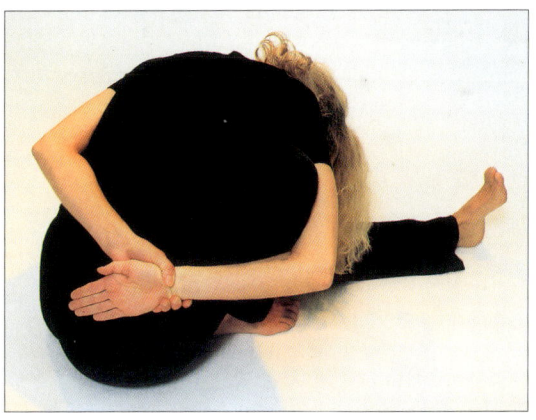

6.2 Angewinkeltes Bein, links

Einatmen.
Die Übungsfolge zur anderen Seite hin wiederholen.

Fünf Atemzüge nehmen.
Einatmen.
Den Kopf heben und den Rücken strecken.
Ausatmen.
Die Haltung auflösen.
Zum Sitzen kommen.

Für Anfänger: Führen Sie, statt das Handgelenk hinter dem Rücken zu umfassen, die Hände so weit es geht zueinander. Beugen Sie sich nicht nach vorn, bevor sich die Hände nicht berühren und Sie die vorderen Fingerglieder ineinander verschränken können!

Nutzen für Körper, Geist und Seele: Das Denken wird angeregt, sie werden klar, fühlen sich glücklicher und aktiver, können Angstgefühle und paranoide Muster bekämpfen. Wirkt ausgezeichnet gegen Konfusionen!

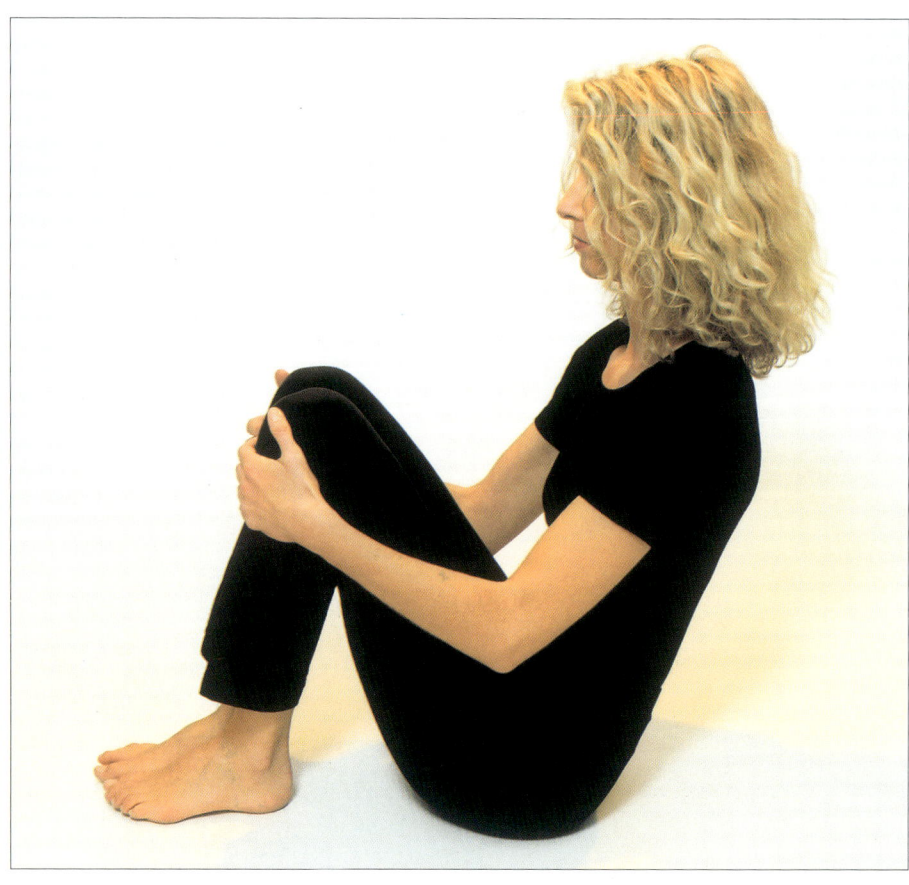

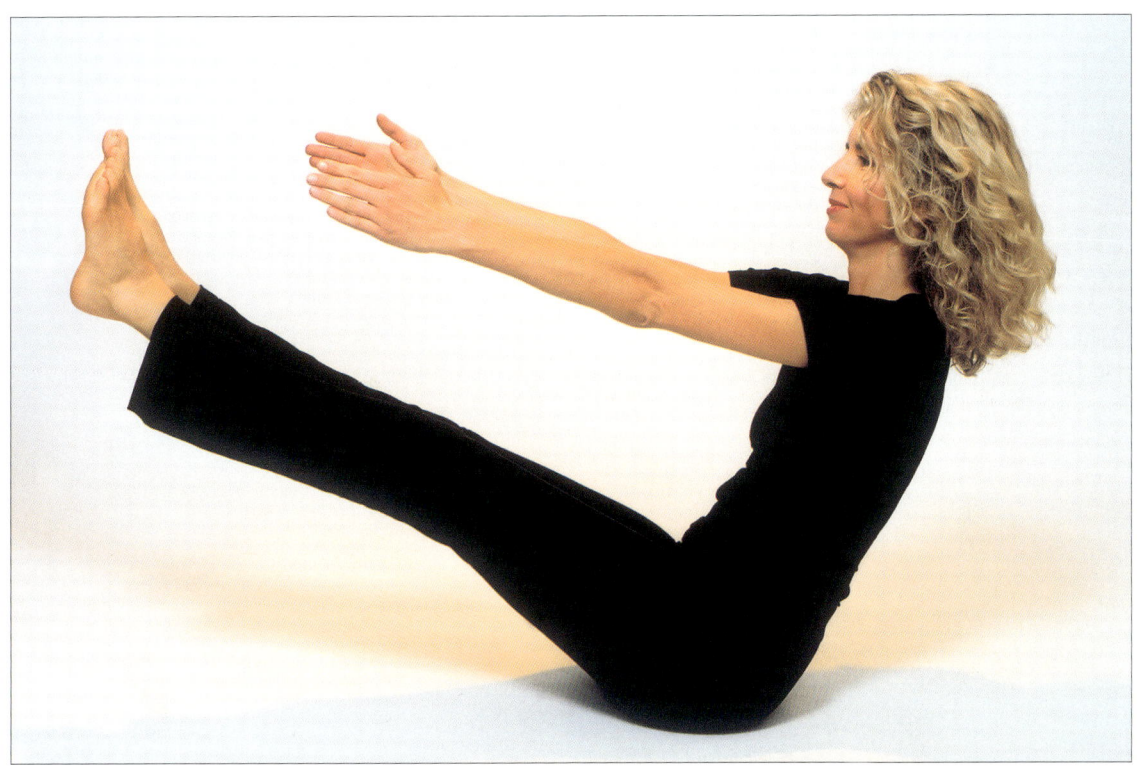

7. Boot (Navansana)

Einatmen.
Die Beine anwinkeln, die Hände umfassen die Knie. Ausatmen.
Schwingen Sie sich nach vorn hoch, so dass ein rechter Winkel zum Rumpf entsteht.
Die Arme nach vorn und parallel zum Boden ausstrecken.
Der Rücken ist gerade.
Die Bandha sind aktiv.
Der Blick ruht auf den Füßen.
Fünf Atemzüge lang die Position halten.
Einatmen.
Beine anwinkeln.
Die Hände umfassen die Knie.
Ausatmen.
Drei Atemzüge nehmen.
Die Übung zweimal wiederholen, zwischendurch drei Atemzüge einlegen.

Vorsicht! Um eine bessere Stabilität zu erreichen, darf der Rücken nicht belastet werden.
Die Kraft muss allein aus den Bandha kommen. Wenn Sie diese Technik nicht befolgen, können Schmerzen in der mittleren Rückenpartie entstehen.

Für Anfänger: Statt der drei Übungssequenzen können Sie anfangs nur eine einzige ausführen. Wenn Ihre Kraft für die Übung noch nicht ausreicht, können Sie sie mit angewinkelten Knien ausführen.

Nutzen für Körper, Geist und Seele: Die Position hilft, einen aufgeblähten Bauch zu entspannen. Langsam verschwindet das Körperfett im Bereich der Taille.
Die Hitze im Körper wird intensiviert, Sie können sich besser dehnen.

8. Halbe Schildkröte (Kurmasana)

Einatmen.
Die Beine spreizen, mit dem Oberkörper nach vorn kommen. Ausatmen.
Die Arme gleiten seitlich unter die Beine und dehnen sie so weit wie möglich nach außen.
Der Rücken bleibt gerade, die Fersen liegen locker auf dem Boden auf.
Dehnen Sie die Wirbelsäule!
Die Nasenspitze berührt den Boden.
Fünf Atemzüge lang in der Position verweilen.
Einatmen.
Die Position lösen und zum Sitzen kommen.
Die Beine anwinkeln, die Hände umfassen die Knie. Ausatmen.

Nutzen für Körper, Geist und Seele: Die Wirbelsäule wird gekräftigt und das Nervensystem gestärkt. In der vollen Schildkrötenposition befinden sich die Hände hinter dem Rücken – einige Yogis schlafen in dieser Haltung in den kalten Bergregionen, um die innere Wärme aufrechtzuerhalten.

Das Wichtigste an der Übung ist die Dehnung der Wirbelsäule: die Bandscheiben bekommen mehr Platz, wir werden größer.
Ob im Stehen, Sitzen oder Liegen – dehnen Sie Ihre Wirbelsäule immer wieder zwischendurch. Das gibt Ihnen einen kleinen Energieschub und entspannt Ihre Nerven!

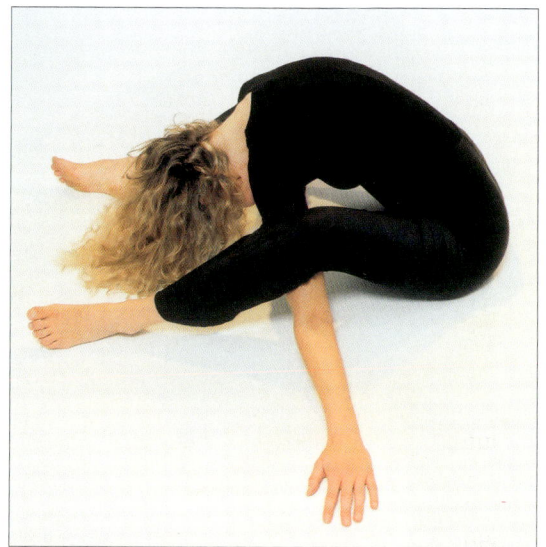

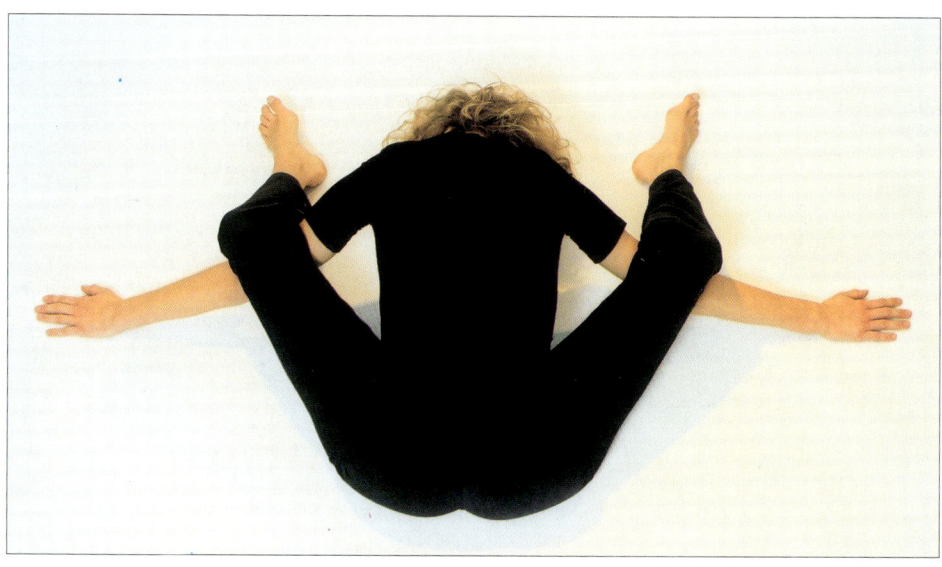

9. Gebundener Winkel (Baddha-Konasana)

Einatmen.
Die Fußsohlen aneinanderlegen, die Unterseiten nach oben kippen.

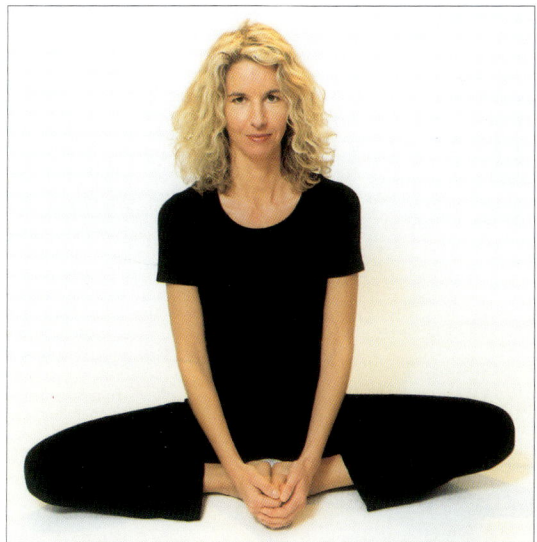

Die Hände umfassen die Füße.
Die Wirbelsäule ist gestreckt, die Schultern sind etwas zurückgezogen.

Ausatmen.

Von der Hüften heraus nach vorn beugen, Rumpf und Nasenspitze berühren den Boden.

Fünf Atemzüge in der Haltung verweilen.

Einatmen.
Nach oben kommen.

Nutzen für Körper, Geist und Seele: Die Position wirkt sich positiv auf Probleme im Urogenitalbereich aus. Wenn die Nierenfunktion angeregt ist, kann man alles mit mehr Humor tun und fällt nicht in indifferente Stimmungen, Ängste verschwinden. Die Blutzirkulation im Unterleib wird verbessert, Menstruationsschmerzen können gelindert werden. Verspannungen im Bereich des Kreuzbeins lösen sich.

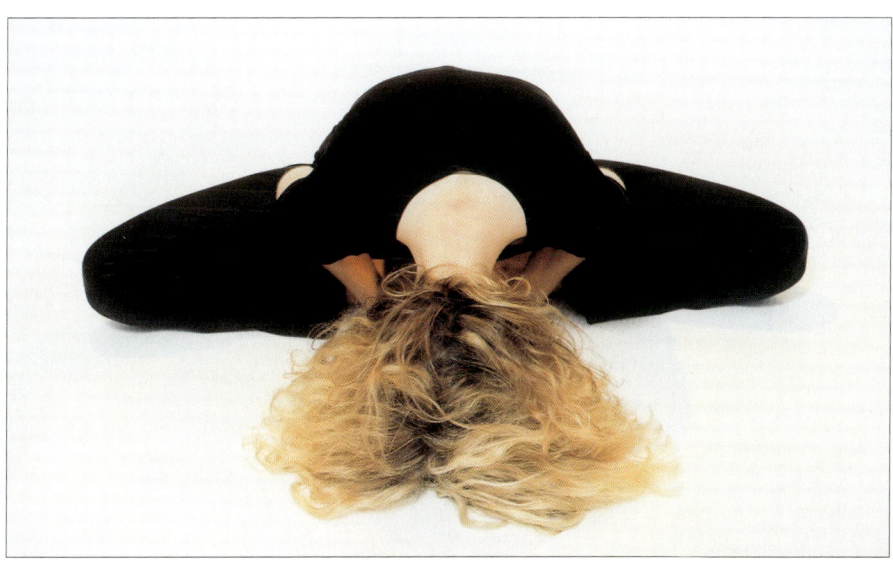

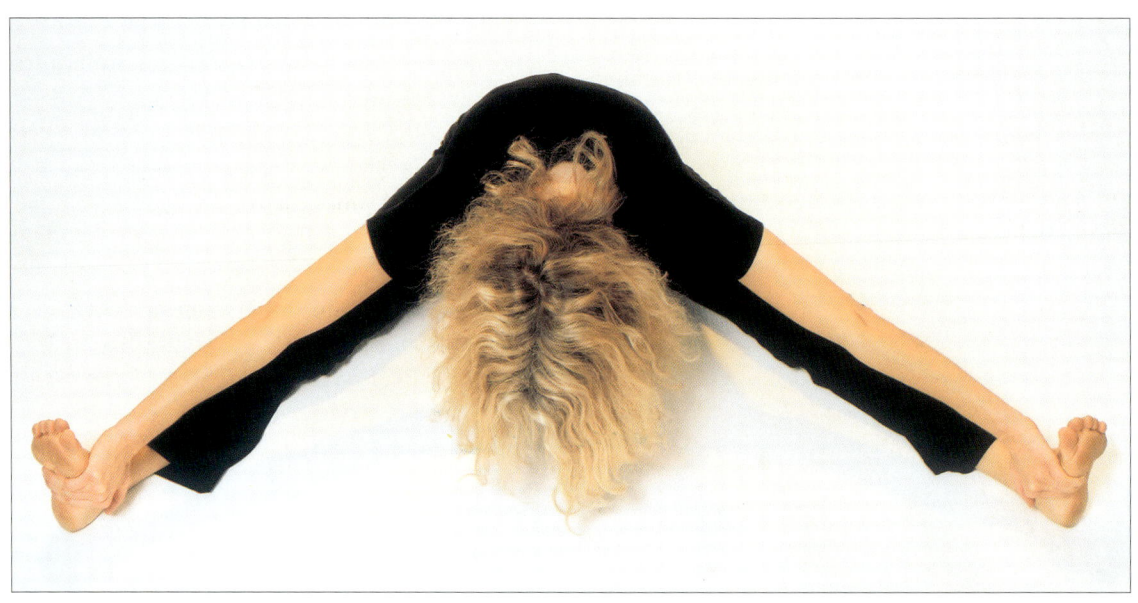

10. Sitzender Winkel (Upavishtha-Konasana)

Einatmen.
Die Beine weit auseinanderspreizen.
Zehen mit Daumen, Zeige- und Mittelfinger umfassen.
Die Wirbelsäule dehnen.
Die Bandha und Oberschenkel sind angespannt.
Ausatmen.
Nach vorn beugen.
Der Rücken ist gestreckt.
Mulabandha halten.
Der Kopf bleibt oben, nach vorn schauen.

Fünf Atemzüge in der Haltung verweilen.

Einatmen.
Den Rumpf heben, der Kopf wird leicht in den Nacken gelegt,
der Blick geht nach oben.
Die Knie leicht anwinkeln, die Zehen festhalten. Ausatmen.

Die Beine hochschwingen, ins Gleichgewicht kommen.
Die Bandha sind aktiv.

Fünf Atemzüge lang in der Position verweilen.

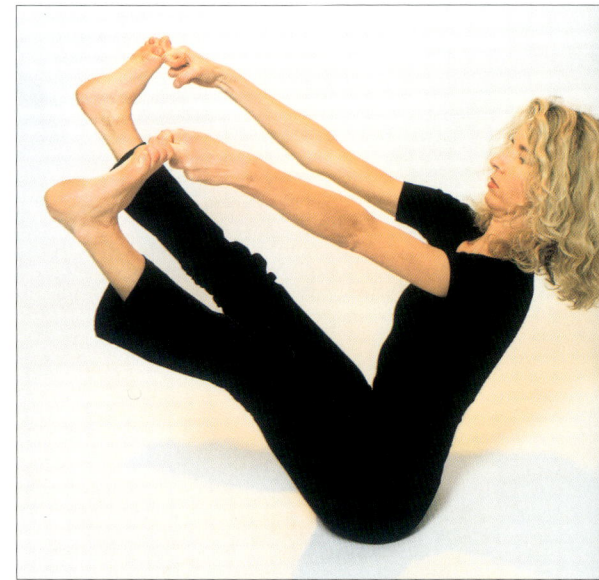

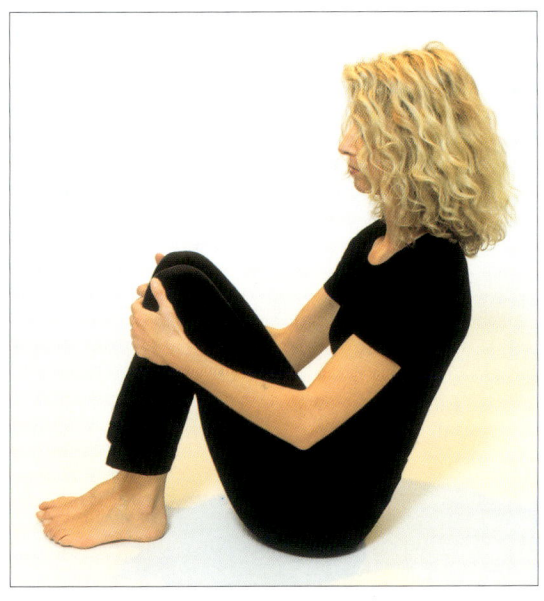

Einatmen.
Lösen.
Zum Sitzen kommen.
Beine anwinkeln, mit den Händen die Knie umfassen. Ausatmen.

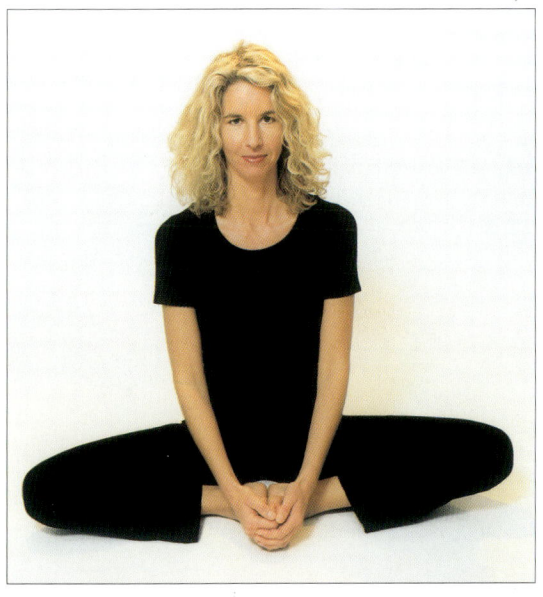

Alternativ:
Einatmen.
Aus dem sitzenden Winkel (gespreizte Beinhaltung unten) hochkommen in den gebundenen Winkel (sitzen, Füße aneinanderziehen).
Zehen mit Daumen, Mittel- und Zeigefinger fassen.
Ausatmen.
Beine hochschwingen, Rücken strecken, ins Gleichgewicht kommen. Kopf und Blick geradeaus. Die Bandha sind aktiv.

Fünf Atemzüge lang in der Haltung verweilen.

Einatmen.
Lösen.
Zum Sitzen kommen. Beine anwinkeln.
Die Hände umfassen die Knie.

Vorsicht! Keinesfalls den Atemfluss während der Position zum Stocken bringen, sonst können Rückenschmerzen auftreten!

Für Anfänger: Versuchen Sie, die Beine hochzuschwingen und sich am Boden mit den Händen abzustützen!

Fokussieren Sie das Mulabandha als zentralen Energiepunkt, indem Sie es anspannen. Das wird Ihnen helfen, Ihr Gleichgewicht zu bewahren!

Nutzen für Körper, Geist und Seele: Die Bauchmuskulatur wird straffer, die Beinmuskulatur gestärkt. Kopfschmerzen können nachlassen. Die Übung wirkt sich positiv auf die Regelmäßigkeit der Menstruation aus. Die Milz wird angeregt und somit werden Freude und Offenheit gefördert. Ist die Milzfunktion unausgeglichen, wird das Denken unklar und man verliert sich in sorgenvollem Grübeln. Hiermit sind die Übungen zur intensiven Hitzeentwicklung abgeschlossen.

Warming-down

»Yoga bringt das Denken in Gleichklang mit der kosmischen Energie.«

(Dr. med. Vinod Verma, Pharmakologin und Neurobiologin)

Konzentrieren Sie sich weiterhin auf die Bandha und die statischen Muskelkontraktionen.
Achten Sie darauf, die »Ozeanische Atmung« ruhig und regelmäßig auszuführen.
Lassen Sie nicht in Ihrer Konzentration nach!
Durch Ihre Kraftarbeit halten Sie die Wärme garantiert aufrecht.

1. Liegen

Ausatmen.
Die Sitzhaltung lösen und langsam auf den Boden gleiten.
Die Arme seitlich ausstrecken.
Die Beine leicht spreizen.

Achten Sie darauf, dass Ihre Körperhaltung symmetrisch ist.
Der Kopf ist nach oben gerichtet, der Blick geht nach oben.

Fünf Atemzüge lang in der Haltung verweilen.

2.1 Liegende Seitwärtsdrehung, rechts

Einatmen.
Das rechte Knie anwinkeln und den Fuß ans linke Knie führen.
Das Gesäß bleibt am Boden.
Die Armhaltung beibehalten.
Der Kopf bleibt gerade, der Blick geht nach oben. Ausatmen.
Das rechte Knie in Richtung Boden dehnen.
Der Fuß bleibt am linken Knie.
Die Bandha und der linke Oberschenkel sind angespannt. Einatmen.

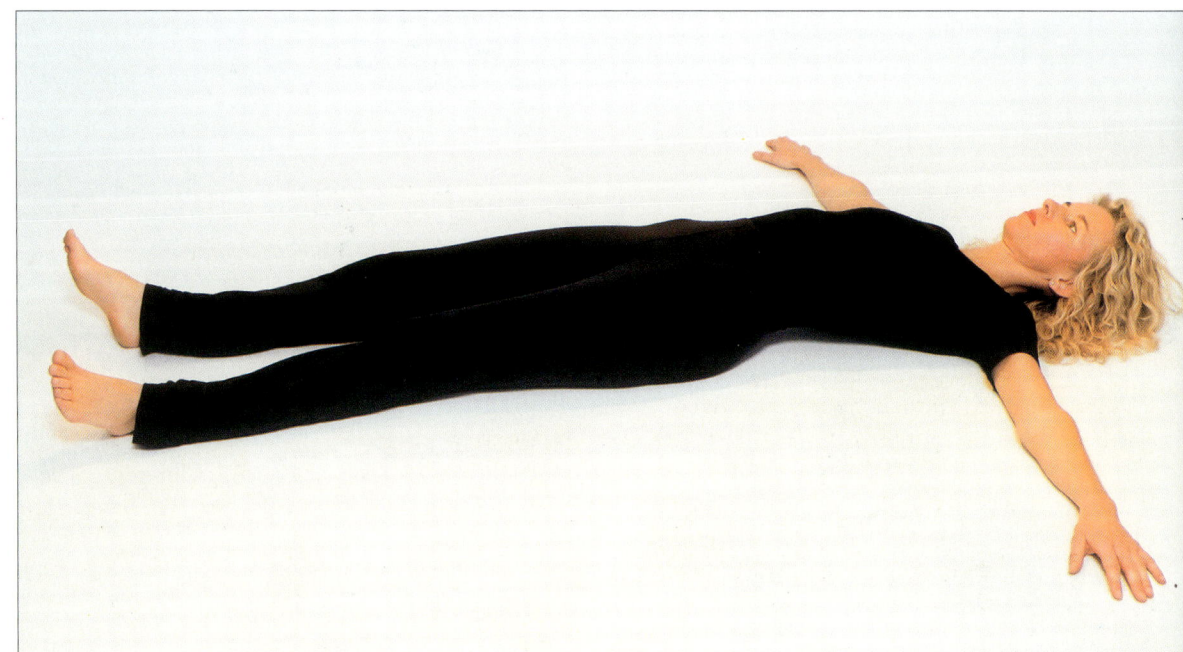

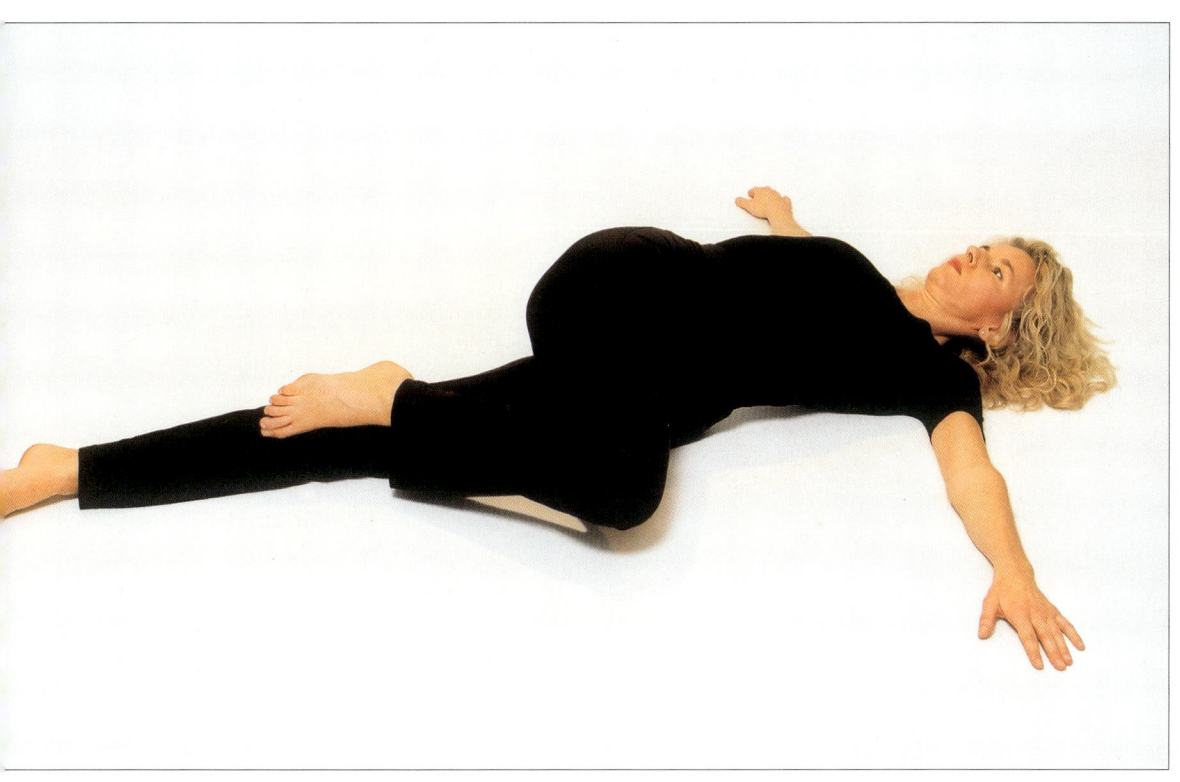

Wenn Sie das Knie nicht unten halten können, dann drücken Sie es anfangs mit der linken Hand sanft nach unten. Achten Sie dabei darauf, dass der Kopf gerade liegen bleibt!

2.2 Ausgestreckte liegende Seitwärtsdrehung, rechts

Ausatmen.
Das angewinkelte rechte Bein strecken, bis es sich im rechten Winkel zum anderen Bein befindet.
Mit der linken Hand die Zehenspitzen des Fußes fassen.
Bandha und linker Oberschenkel bleiben angespannt.
Einatmen.

Der Kopf dreht sich nach rechts.

Fünf Atemzüge nehmen und in der Haltung verweilen.

Ausatmen.
Lösen.

3.1 Liegende Seitwärtsdrehung, links

Einatmen.
Das linke Bein anwinkeln und den Fuß an das rechte Knie führen.
Ausatmen.
Knie zur Seite dehnen wie oben.
Fünf Atemzüge in der Position verweilen.
Einatmen.

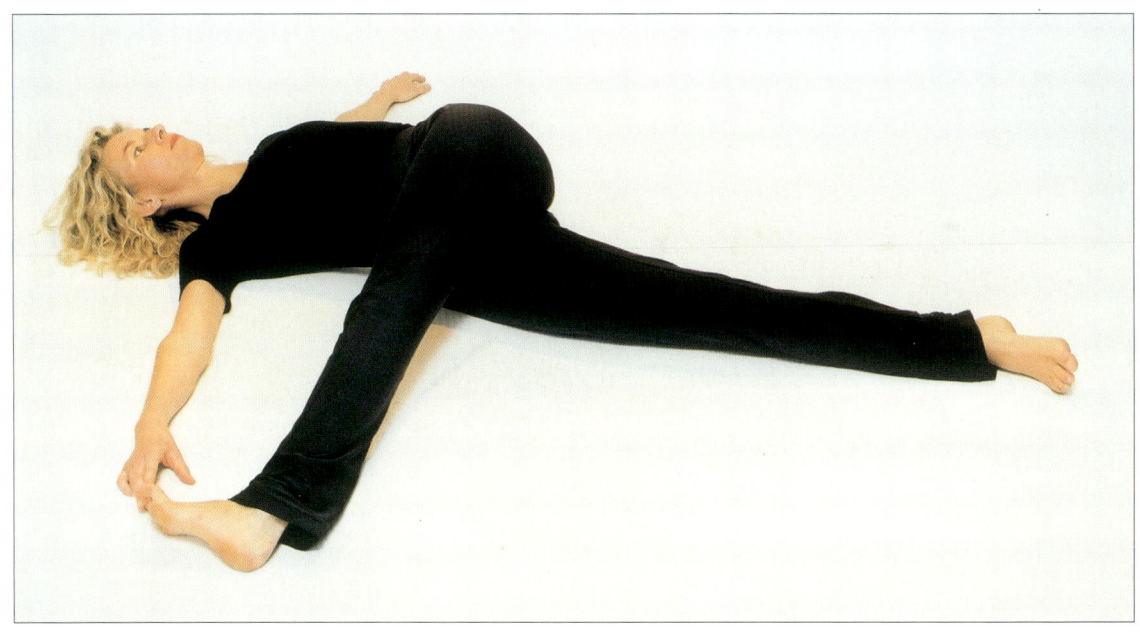

3.2 Ausgestreckte liegende Seitwärtsdrehung, links

Ausatmen.
Das Bein strecken, die Zehenspitzen mit der rechten Hand fassen, das Bein dehnen.
Das Gesäß bleibt am Boden.
Einatmen.
Der Kopf dreht sich zur linken Seite.
Fünf Atemzüge nehmen.
Ausatmen.
Die Position lösen.
Einatmen.
Das Bein anwinkeln und hochschwingen.
Ausatmen.
Das Bein ausstrecken.

Nutzen für Körper, Geist und Seele: Die Übung reduziert Fett um die Hüften, die Funktionen von Leber und Bauchspeicheldrüse werden intensiviert. Verspannungen im unteren Rückenbereich und im Nacken lösen sich.

4. Schulterbrücke

Einatmen.
Die Beine anwinkeln.
Die Füße fest auf den Boden drücken.
Ausatmen.
Einatmen.
Die Arme ausgestreckt im Bogen nach hinten führen und auf dem Boden auflegen.
Das Becken hochdrücken, das Gewicht gleichmäßig auf Schultern und Füße verteilen.
Die Bandha und Oberschenkelmuskeln sind aktiv.
Ausatmen.
Die Arme wieder heben und neben den Körper bringen.
Das Becken senkt sich bis das Gesäß wieder auf dem Boden aufliegt.

Die Übung insgesamt dreimal ausführen.

Einatmen.
Die Arme neben dem Körper lassen.

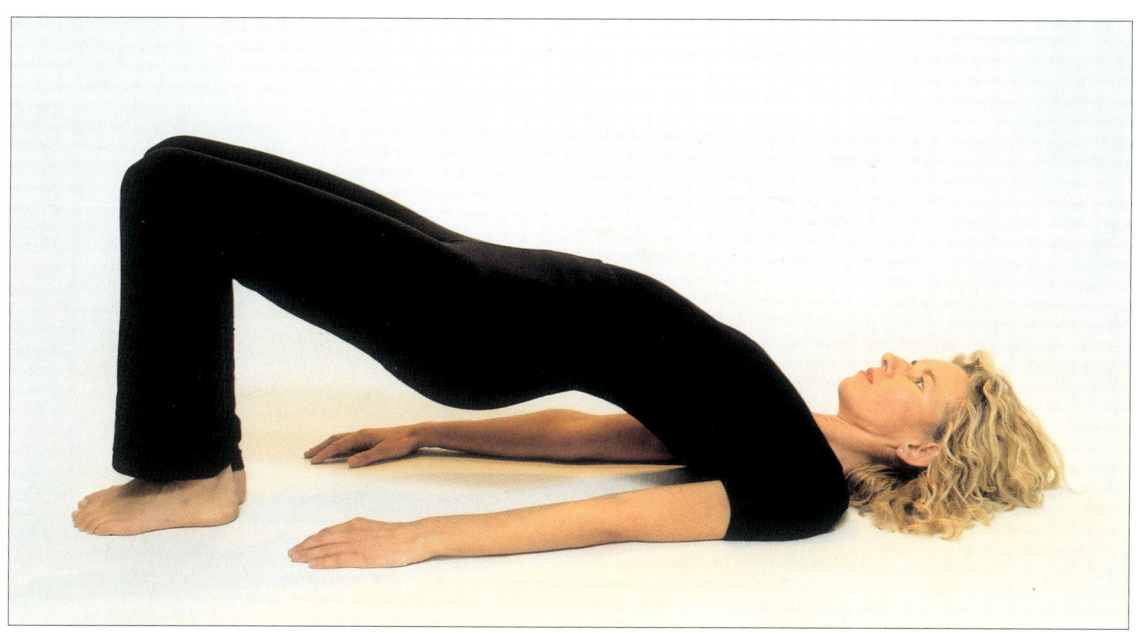

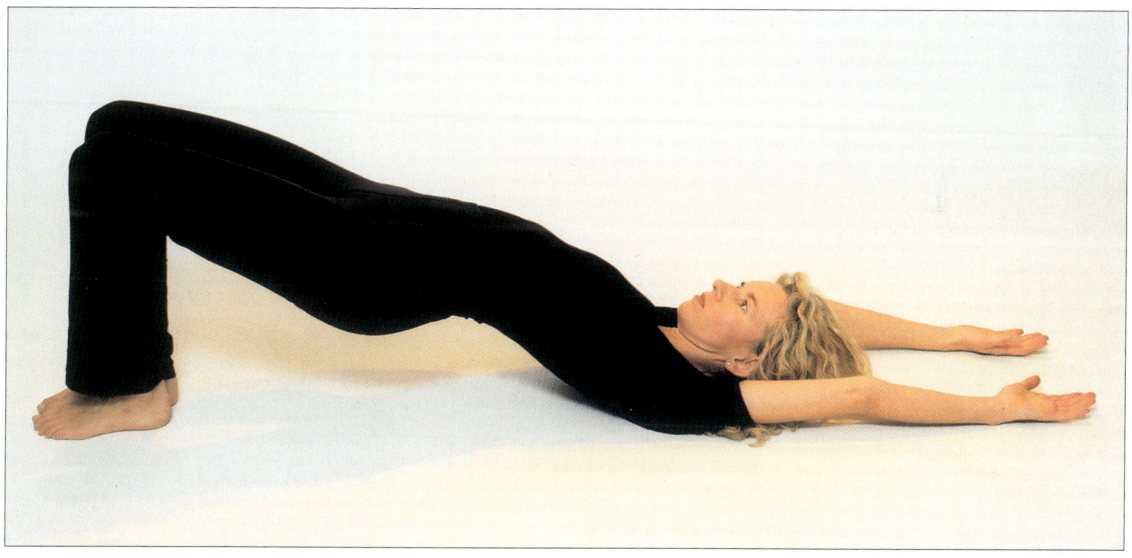

Drücken Sie das Becken hoch.
Die Bandha und Oberschenkelmuskeln sind angespannt.
Fünf Atemzüge lang in der Position verharren.

Ausatmen.

Die Position lösen.
Das Becken auf den Boden sinken lassen, die Beine langsam ausstrecken.

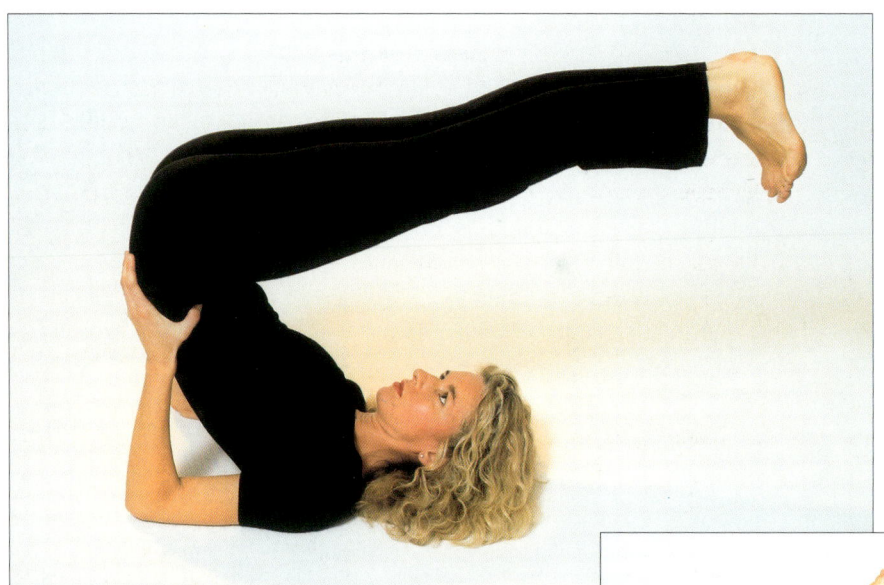

5. Schulterstand
(Salamba-Sarvanangasana)

Einatmen.

Die Bandha und Oberschenkel sind angespannt.

Ausatmen.

Die Beine heben und langsam hochschwingen.
Stützen Sie seitlich den Körper mit den Händen.
Die Beine schweben über dem Kopf, die Zehenspitzen sind nach vorn gezogen.

Fünf Atemzüge lang die Position halten.

Einatmen.

Die Beine strecken, den Rücken gerade halten
und weiter abstützen.
Die Zehenspitzen weisen nach oben.
Die Bandha und Oberschenkel sind aktiv.

Fünf Atemzüge lang in der Position verweilen.

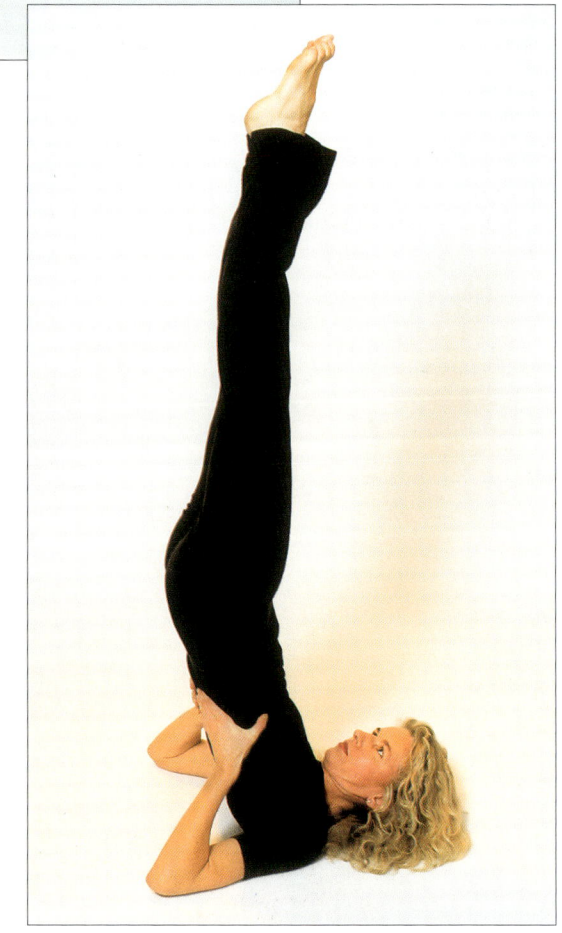

Ausatmen.
Die ausgestreckten Beine langsam hinter den Kopf bringen und zum Boden senken, bis die Zehenspitzen den Boden berühren.
Die Arme lösen und strecken.
Die Hände zusammenführen, falten und nach außen drehen.
Das Kinn ist etwas nach unten gezogen.

Fünf Atemzüge lang in der Haltung verweilen.

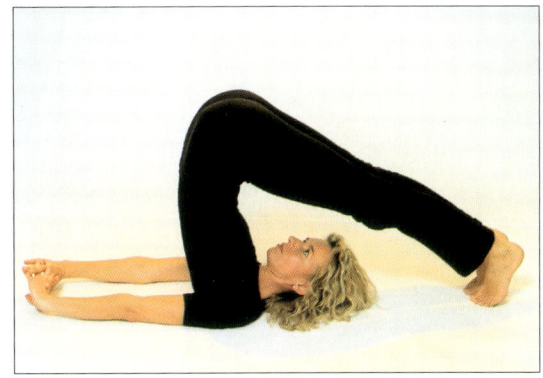

Einatmen.
Stoßen Sie sich mit den Füßen leicht vom Boden ab. Ausatmen.
Langsam die Wirbelsäule abrollen, die Beine gestreckt lassen.
Bandha und Oberschenkelmuskeln sind aktiv.
Die Beine ausgestreckt auf den Boden legen. Einatmen.
Die Beine anwinkeln. Ausatmen.
Hochkommen zum Sitzen,
die Knie mit den Händen umfassen.

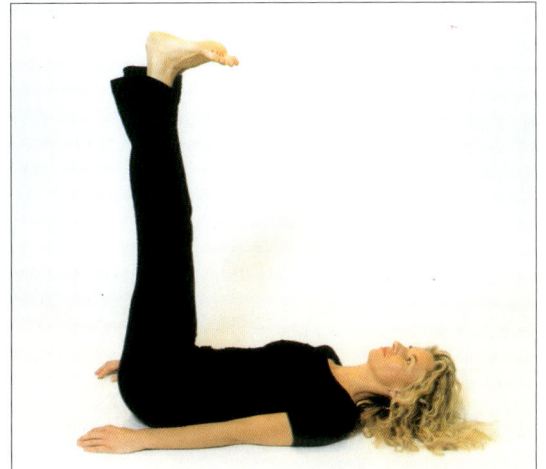

Vorsicht! Der Schulterstand sollte nicht ausgeführt werden, wenn Sie:
– schwanger sind
– Ihre Menstruation haben
– unter hohem Blutdruck leiden
– Nackenprobleme oder Nackenverletzungen haben.

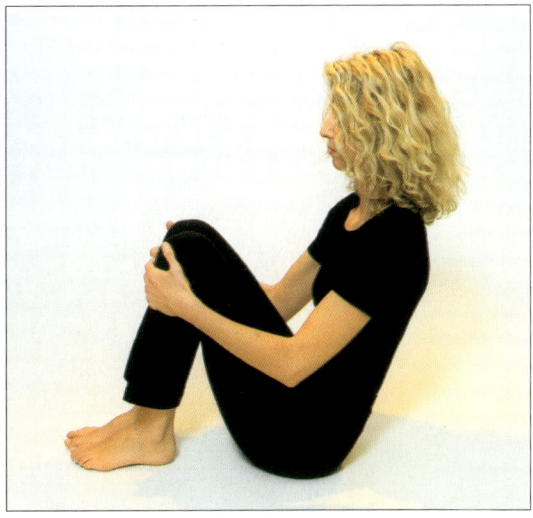

Nutzen für Körper, Geist und Seele: Der Schulterstand wird als die Mutter der Asanas bezeichnet. Er wirkt auf den ganzen Körper harmonisierend, indem er das endokrine System stimuliert. Die Nackenregion wird durch die Übung stark durchblutet, das Herz kann gut arbeiten. Der Schulterstand wirkt wohltuend bei Bronchitis und Asthma und hilft bei Kopfschmerzen und Verstopfung. Die Nerven beruhigen sich, Schlafstörungen vergehen.

Verfeinerung und Integration erleben

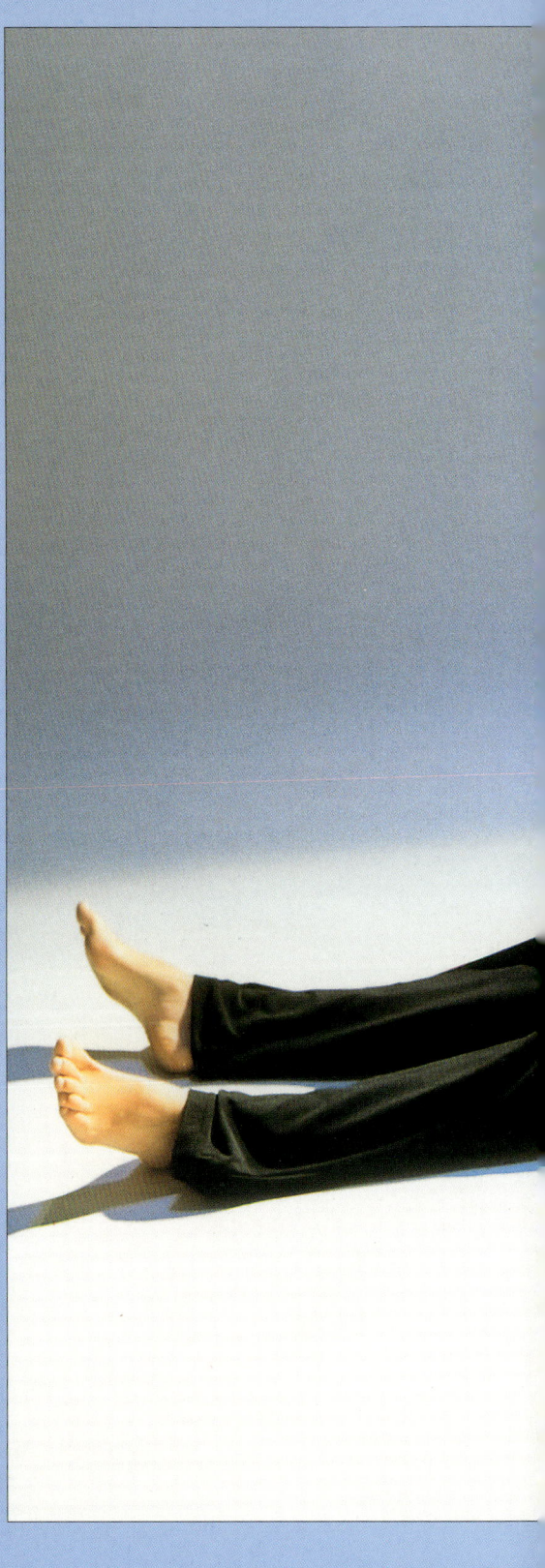

Tief in uns gibt es etwas Unberührbares, Wirkliches, das keiner Veränderung unterliegt. Es wird im Yoga »das, was richtig sehen kann«, genannt. Oftmals ist uns nicht bewusst, dass uns diese Kraft leitet. Es ist, als ob wir in einem Fluss schwimmen, das Ufer nicht sehen und daher den Strömungslauf nicht wahrnehmen. Wenn wir uns aber mit dieser Kraft verbinden, merken wir, wie sie uns steuert und wir können uns von ihr tragen lassen.

Power Yoga auszuüben heißt nichts anderes, als dies geschehen zu lassen.

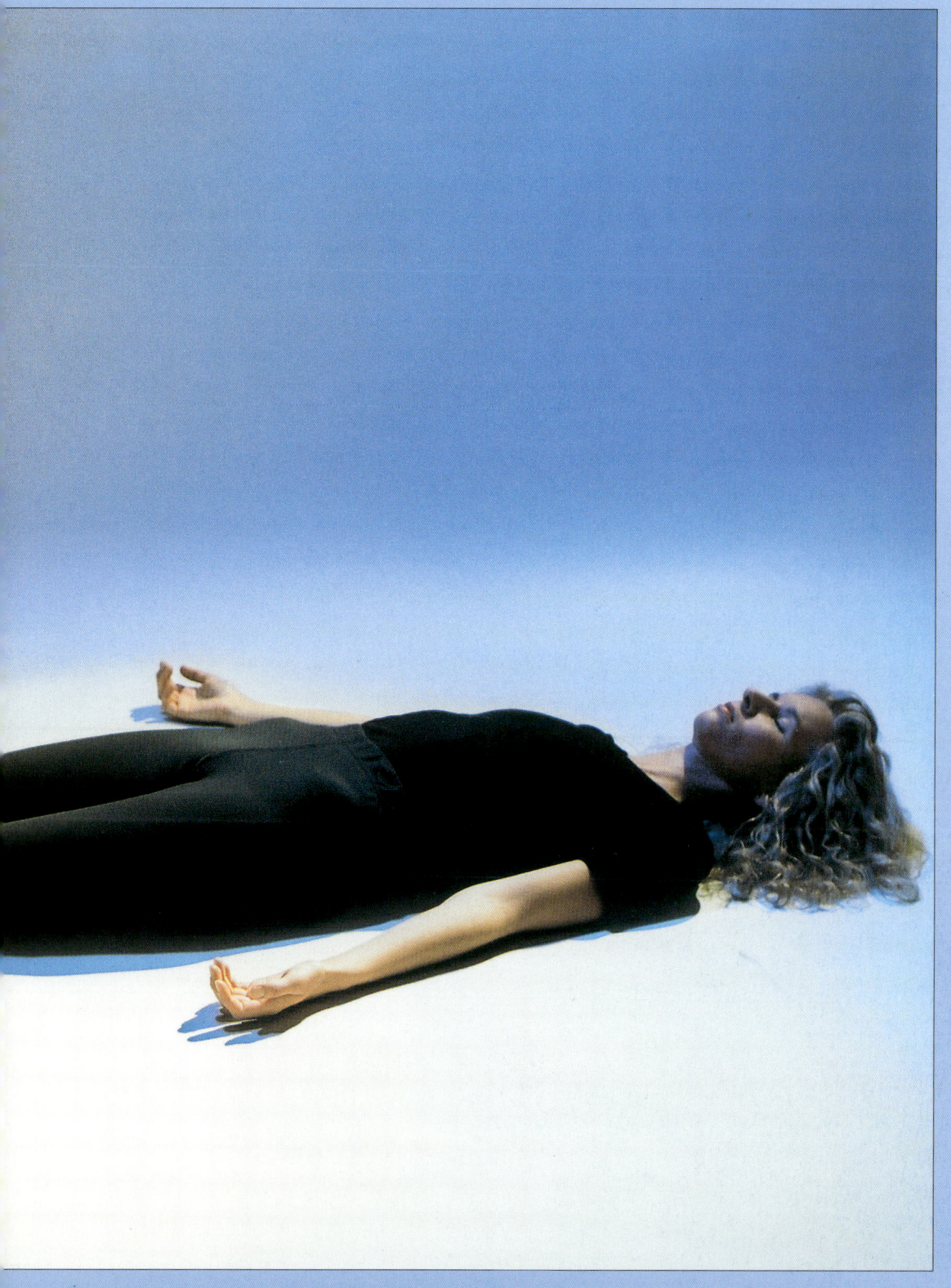

Nutzen für Körper, Geist und Seele

Die Übungen fördern die innere Harmonie, sie befreien den Geist und verschaffen neuen Einblick in die Gefühlswelt. Der Körper kühlt langsam ab, wir kommen zur Ruhe und erreichen einen Zustand vollständiger Entspannung. Durch jedes Organ und jede Körperzelle fließt Energie. Sie fühlen sich leicht, sind gelassen und zugleich euphorisch.

Dauer der Übungssequenzen

Ausklangspositionen 7 bis 12 Minuten, davon 5 bis 10 Minuten in der Ruhestellung. Diese kann beliebig lang ausgedehnt werden.
4 Übungssequenzen, mit den Pranayama-Übungen und der Meditation 2 weitere Sequenzen.

Die wichtigste Position der Ausklangsübungen ist die Ruhestellung. Auch wenn Sie gleich aktiv werden wollen, sollten Sie sich unbedingt die Zeit zu einer sinnvollen Integration der freigesetzten Energie nehmen.

Ausklangspositionen

»Wo Yoga ist, gibt es Wohlstand, Erfolg, Freiheit und unendliches Glück.«

(T. Krishnamacharya)

Durch die Ausklangspositionen sammeln wir die im Training aufgebaute Energie. Dabei kommt der Körper zur Ruhe. Auch jetzt ist es wichtig, die Konzentration aufrechtzuerhalten, so dass wir keine innere Wärme verlieren.

1. Lotus mit verschränkten Händen

Einatmen.
Den rechten oder linken Fuß anziehen, die Fußinnenseite nach oben auf den Oberschenkel legen, die Ferse drückt leicht gegen den Unterbauch.

Ausatmen.
Einatmen.
Den anderen Fuß anziehen, über das andere Bein legen und die Fußinnenseite nach oben auf den Oberschenkel führen.
Die Ferse drückt leicht in den Unterbauch.
Ausatmen.
Einatmen.
Die Hände nach hinten führen, verschränken und nach außen drehen.
Ausatmen.
Nach vorn kommen.
Die Arme drücken den Körper von hinten in Richtung Boden.
Die Stirn berührt den Boden.
Fünf Atemzüge lang in der Position bleiben.

Einatmen.
Hochkommen.

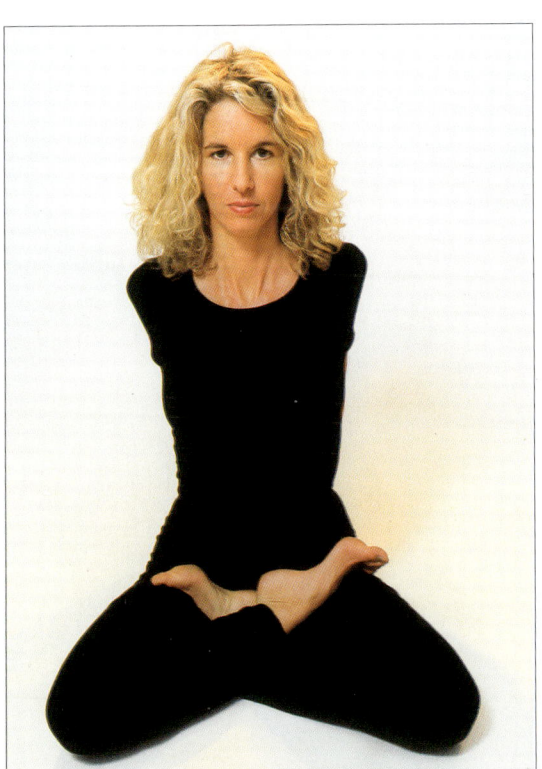
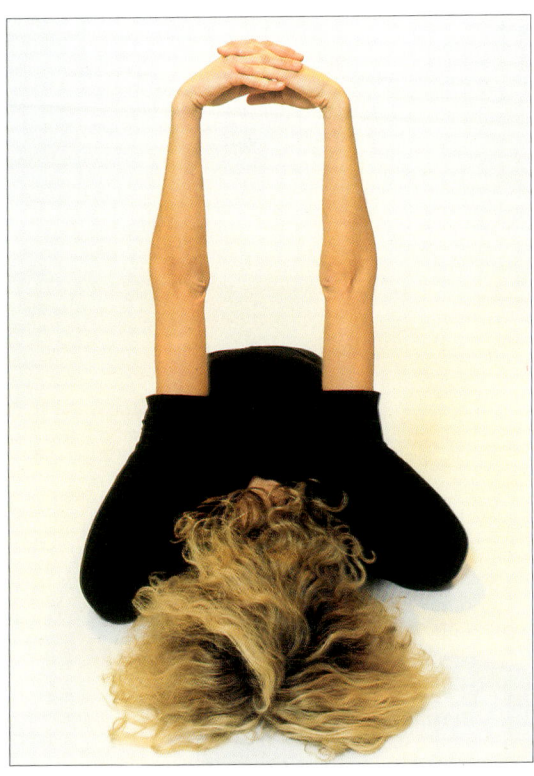

Ausatmen.
Die Hände lösen und auf die Knie legen.

Alternativ:
Statt in den Lotussitz können Sie auch einfach mit gekreuzten Beinen in den Schneidersitz gehen.

2. Ruhender Lotus (Padmasana)

Einatmen.
Die Hände liegen auf den Knien, Daumen und Zeigefinger bilden einen Kreis, die Handflächen zeigen nach oben.

Ausatmen.

Die Wirbelsäule dehnen.
Den Brustkorb weiten.
Die Schultern sind entspannt.
Das Kinn ist leicht nach unten gezogen.
Die Augen sind halboffen. Suchen Sie sich einen Punkt vor sich auf dem Boden und fixieren Sie ihn.
Die Bandha sind angespannt.

Zehn Atemzüge lang in der Position verweilen.

3. Waagschalenhaltung (Tolasana)

Einatmen.
Die Handflächen neben dem Körper auf den Boden auflegen.

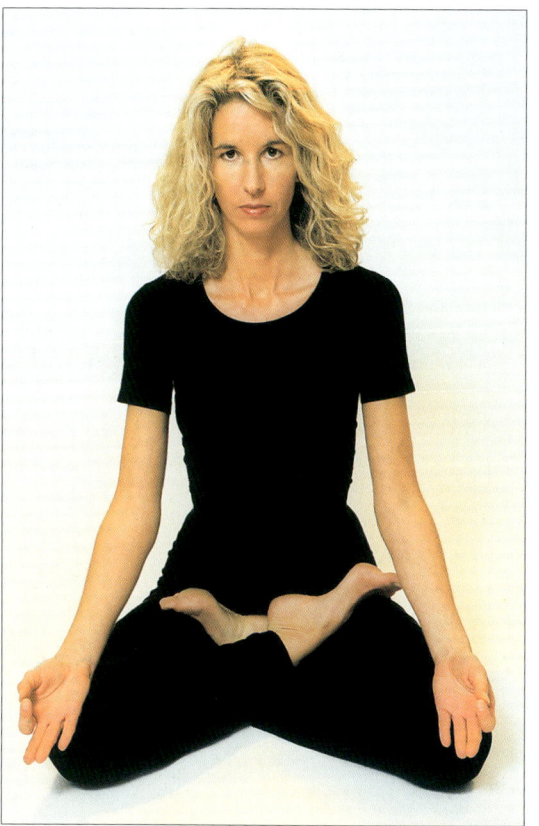

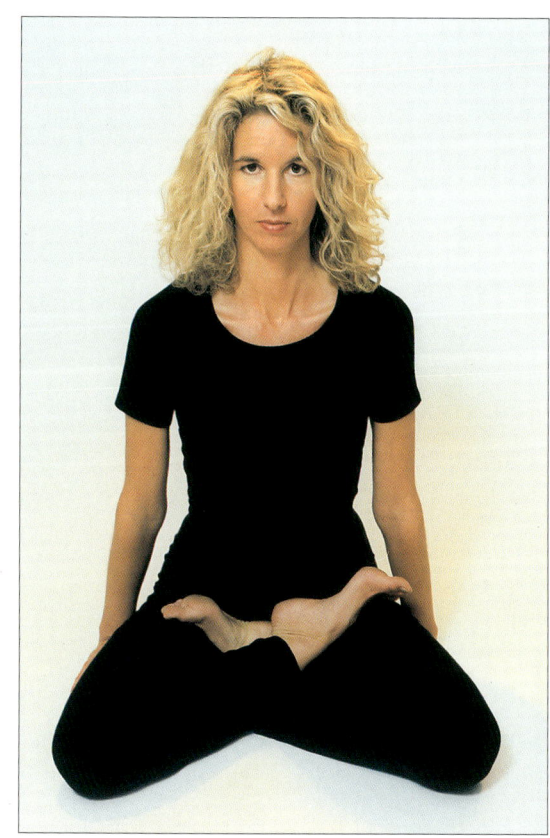

Ausatmen.
Stemmen Sie sich hoch und ziehen Sie die Knie in Richtung Körper.
Nach vorn schauen.
Die Bandha sind aktiv. Einatmen.

Zehnmal die Luft kräftig und schnell aus Bauch und Lunge stoßen (Feueratem)!

Ausatmen.
Lösen.
Langsam die Beine strecken und in die Liegeposition gehen.

> **Vorsicht!** Der Feueratem ist ähnlich der Hyperventilation eine Technik, die unerwünschte Emotionen auslösen kann. Es kann Ihnen schwindlig werden. Tasten Sie sich vorsichtig an die Übung heran, am besten im Beisein eines Lehrers, der Ihnen hilft, das Gefühlte zu integrieren.
> **Nutzen für Körper, Geist und Seele:** Während der drei Abschlusspositionen werden Körper, Geist und Seele harmonisiert. Das Blut zirkuliert im unteren Rückenbereich, so dass die Wirbelsäule und die Unterleibsorgane gestärkt werden. Wir kommen zur Ruhe. Die gerade Wirbelsäule hilft uns, aufmerksam und wach zu sein.
> Die Übungszeit:
> Die drei Abschlusspositionen nehmen ca. 7–12 Minuten in Anspruch, die 5–10 minütige Ruhezeit im Liegen inbegriffen.

Verlängern Sie das Training um 5 Minuten und praktizieren Sie eine der Pranayamaübungen, bevor Sie sich in die letzte Position (4) begeben.

4. Ruhestellung (Shavasana)

Die Ruhestellung ist die wichtigste Position des ganzen Power-Yoga-Training, ohne die Sie die freigesetzte Energie nicht vollständig in sich aufnehmen können. Bitte nehmen Sie sich unbedingt genügend Zeit hierfür! Es ist die Haltung, die am schwierigsten zu meistern ist ...

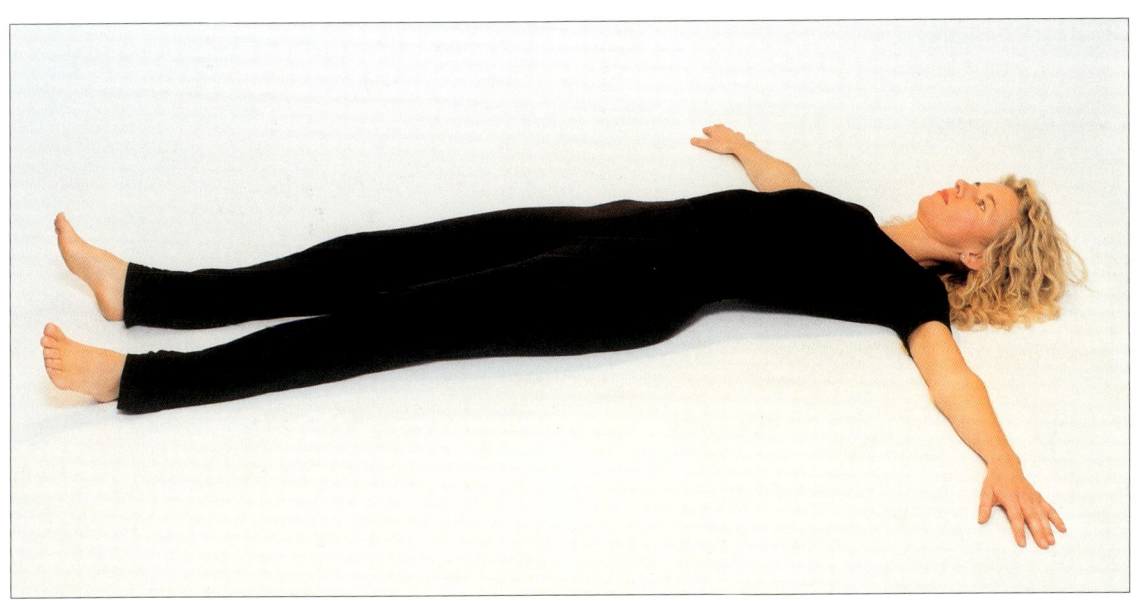

Legen Sie sich so hin, dass nichts mehr stört.
Arme und Beine sind leicht gespreizt.
Achten Sie auf die Symmetrie!
Das Kinn ist leicht nach unten gezogen.
Die Augen schließen.
Den Körper entspannen, das Gewicht an den Boden abgeben.
Alles lösen.
Die Atmung ist normal und ruhig.

Wach bleiben!

5–10 Minuten liegen bleiben.

Nutzen für Körper, Geist und Seele: Der Körper kühlt ab, beruhigt sich. Alle Anstrengungen des Trainings fallen ab. Müdigkeit verfliegt. Wir haben die Chance, leer zu werden. Der Geist ist klar.

Der kleine Rausch

»Bin ich hellwach, mitten am Tag, werden meine phantastischsten Träume wahr.«

(Lorenz Hart)

Im Liegen können die freigesetzten Energien Sie überwältigen – es kann vorkommen, dass Sie das Gefühl für den Boden unter sich verlieren und zu schweben meinen! Überall in Ihrem Körper zirkuliert Energie, die Wirbelsäule fühlt sich eventuell wie ein elektrisierter Stab an (die Kundalini oder auch Schlangenkraft entfaltet sich: Normalerweise liegt die Schlange zusammengerollt am untersten Chakra an der Wirbelsäulenbasis, jetzt hat sie sich gestreckt. Die Energie durchströmt alle Energiezentren des Körpers bis hinauf in den Scheitelbereich). Vor Ihren geschlossenen Lidern tanzen Lichtfunken. Trotzdem ist Ihr Geist klar und ruhig. Sie sind vollkommen entspannt und genießen einen Zustand voller Geistesgegenwart!

Wenn Sie aufstehen und die Augen öffnen, sehen Sie die Welt mit anderen Augen! Sie fühlen sich leicht und unbelastet. Ihre Augen glänzen. Andere Menschen spüren förmlich Ihre Energie und fühlen sich von Ihnen magnetisch angezogen!

Sie haben intensiv an sich und Ihrem Körper gearbeitet!

Nehmen Sie die Frische und Wachheit mit in Ihr Leben und zu den anderen Menschen!

Das Power-Yoga-Training ist zu Ende. Sie können zur Wirkungssteigerung noch besondere Atemübungen und eine Meditation anfügen:
Sie können dadurch die Energiezirkulation, Ruhe und Entspannung oder Anregung noch weiter verfeinern.

»... Aber Yogatherapie ist nur die Vorbereitung für das wahre Erlebnis von Yoga, durch das neue Möglichkeiten der persönlichen Entwicklung gefunden werden können.«

(Gary Kraftsow,
Autor von ›Yoga for Wellness‹)

Pranayama hilft uns, die Reinigungsprozesse in Körper und Geist zu intensivieren.

Praktizieren Sie es nicht vor dem Power-Yoga-Training, sondern danach oder unabhängig davon.

Die Übungen können am besten im Sitzen ausgeführt werden. Falls Sie Probleme haben, längere Zeit auf dem Boden zu sitzen, nehmen Sie sich einen Stuhl oder stellen Sie sich hin. Wichtig ist, dass die Wirbelsäule gerade ist!

Versuchen Sie nun, ein großes und weiches Atemmuster zu entwickeln. Dann wird der Geist ruhig und Emotionen stabilisieren sich.

Die alten Meister glaubten, das Auf und Ab der Gefühle über den kontrollierten Atemstrom, den man durch die Nasenlöcher fließen lässt, dirigieren zu können.

Das Einatmen durch das rechte und das Ausatmen durch das linke Nasenloch aktiviert und stimuliert uns (suryabhedana); wird die Übung umgekehrt gemacht, beruhigen wir uns (candra bhedana).

Hier sind einige Beispiele für die Zeitdauer der Ein- und Ausatmung. Beginnen Sie mit dem Einatmen:

8–0–8–0;
8–0–16–0;
7–3–7–3; usw.

Versuchen Sie einen Atemrhythmus zu finden, der zu Ihnen passt. Um das herauszufinden, empfehle ich, einen erfahrenen Yogalehrer zu konsultieren!
Er kann Ihnen die Sicherheit geben, dass Sie sich nicht überlasten oder ohne äußeren Halt an Ihre Grenzen stoßen.

Vorsicht! Die Übung kann unterdrückte Emotionen und Erinnerungen freisetzen.

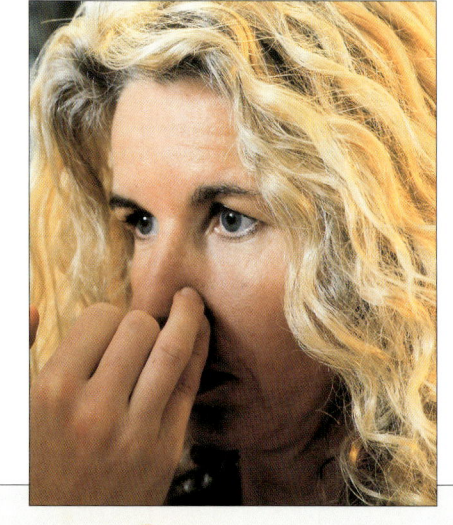

1. Halber Lotus

Legen Sie ein Atemmuster fest.

Wenn Sie sich nicht sicher sind, welches Sie wählen sollen, so versuchen Sie es mit 5–1–7–1. Das ist ein einfacher, unkomplizierter Atemrhythmus.

Halten Sie den Atem nach dem Einatmen nicht zu lange an!

Setzen Sie sich entweder in den –

a) Schneidersitz s. Abb. S. 107 oder den –
b) »Halben Lotussitz« s. Abb. rechts unten oder in den –
c) Lotussitz s. Abb. S. 102

Der rechte Daumen liegt auf dem rechten Nasenflügel.
Die Wirbelsäule ist gerade.
Die freie Hand liegt entspannt auf dem Knie.
Das Kinn ist leicht nach unten gezogen.
Wir spannen die Bandha an.
Einatmen.
Das rechte Nasenloch ist durch den Daumen geschlossen.
Zählen.
Wir atmen langsam durch das freie Nasenloch, der Atem umkreist dabei die Wirbelsäule abwärts bis zu ihrer Basis (5).
Kommen Sie dort zur Ruhe (1).

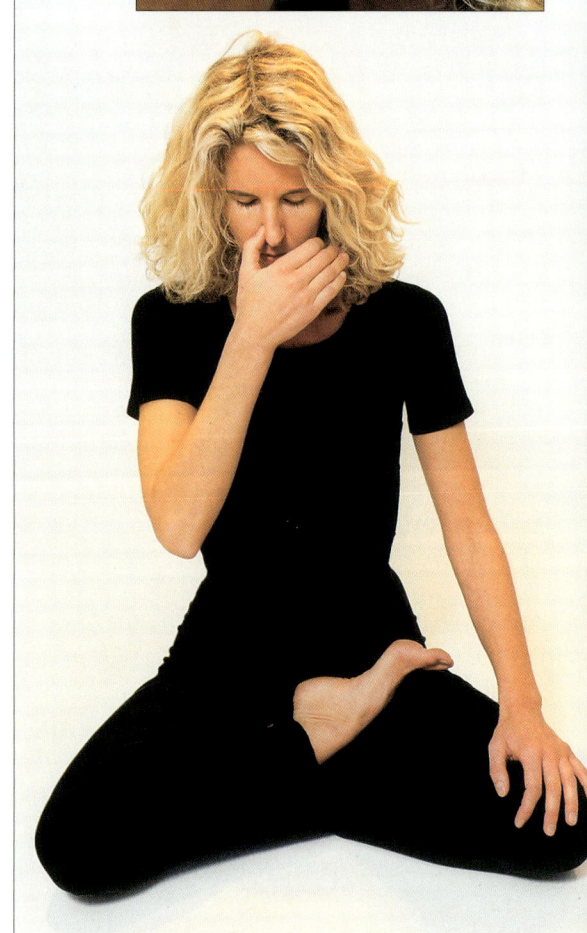

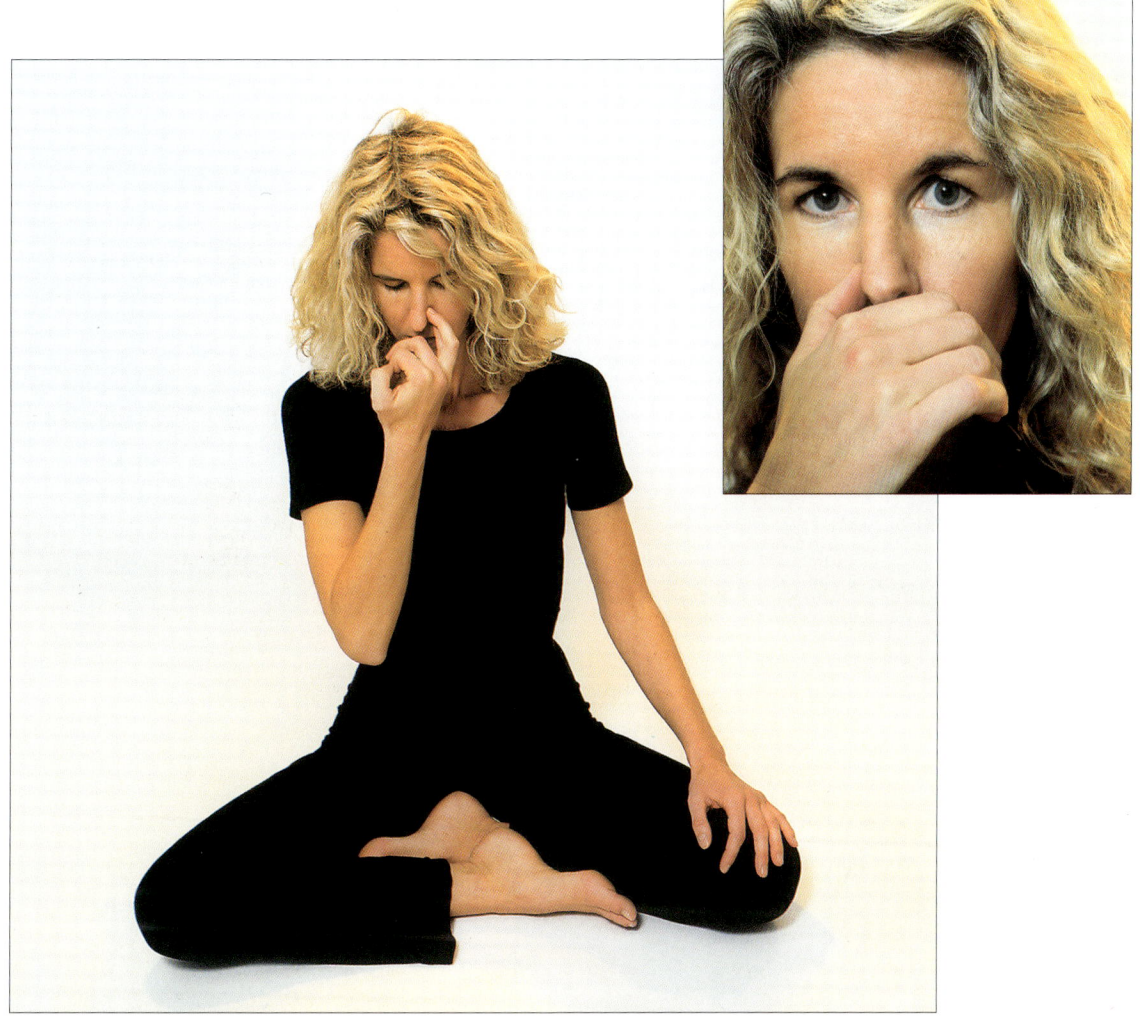

2. Gekreuzter Sitz oder Schneidersitz

Ausatmen.
Der Daumen hält nun das linke Nasenloch zu.
Zählen.
Der Atem kreist um die Wirbelsäule nach oben (7).
Die Bandha sind aktiv.
Kommen Sie zur Ruhe, wenn der Atem das obere Ende der Wirbelsäule erreicht hat (1).

Üben Sie ca. 5 bis 10 Minuten.

Wenn Sie aufgeregt, nervös oder aufgebracht sind, führen Sie die Übung genau umgekehrt aus – dann wirkt sie beruhigend.

Sie haben sich mit den Übungen optimale Voraussetzungen zum Meditieren geschaffen. Lassen Sie es geschehen, dass Ihr Kopf leer wird. Die Nerven beruhigen sich dabei.

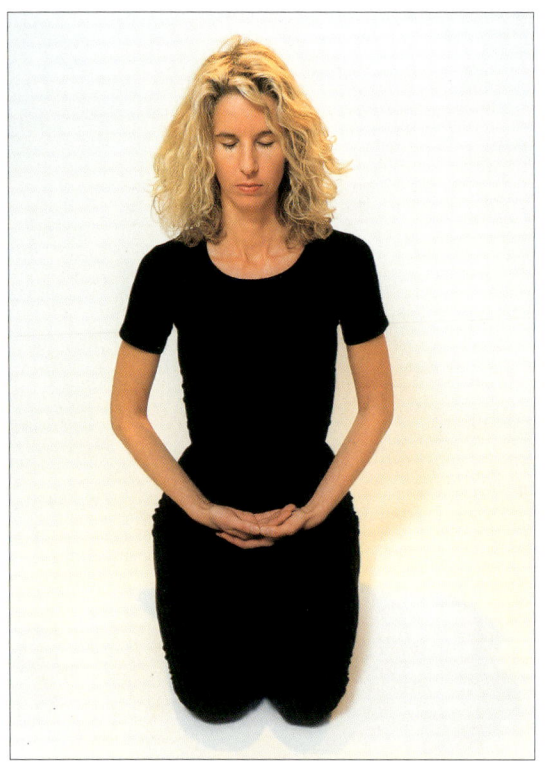

Meditation

Während der Meditation befreien Sie sich von allem, was Ihnen durch den Kopf geht.

Sitzen Sie einfach still oder wählen Sie ein Mantra (z. B. »Om«), auf das Sie sich konzentrieren. Sie können sich aber auch auf ein bestimmtes Thema einstellen, um während der Meditation neue Inspirationen zu erfahren.

Achten Sie auf die Handstellungen!

• Öffnen Sie die Hände (der Energiekreis ist offen, Aufnahme der Energie von außen).

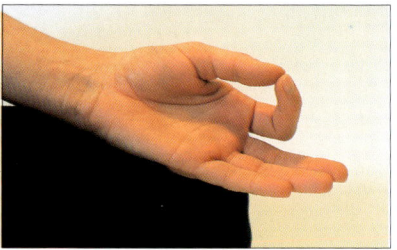

• Lassen Sie die Hände auf den Knien ruhen.

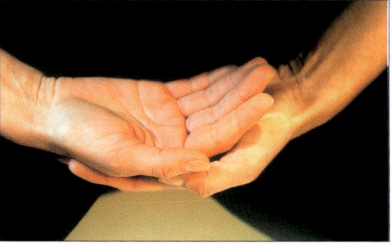

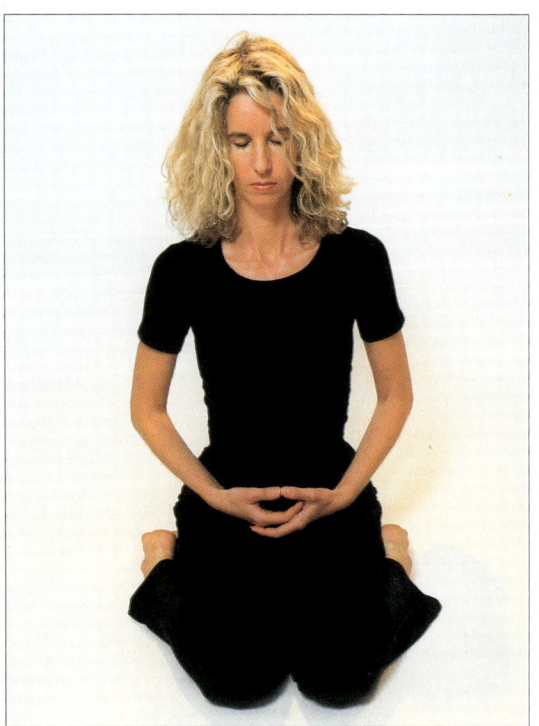

• Bringen Sie Daumen und Zeigefinger ringförmig zusammen (der Energiekreis schließt sich).

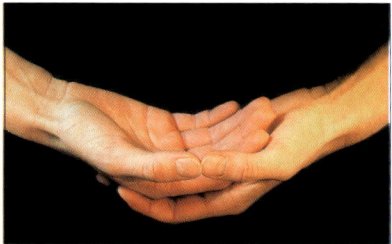

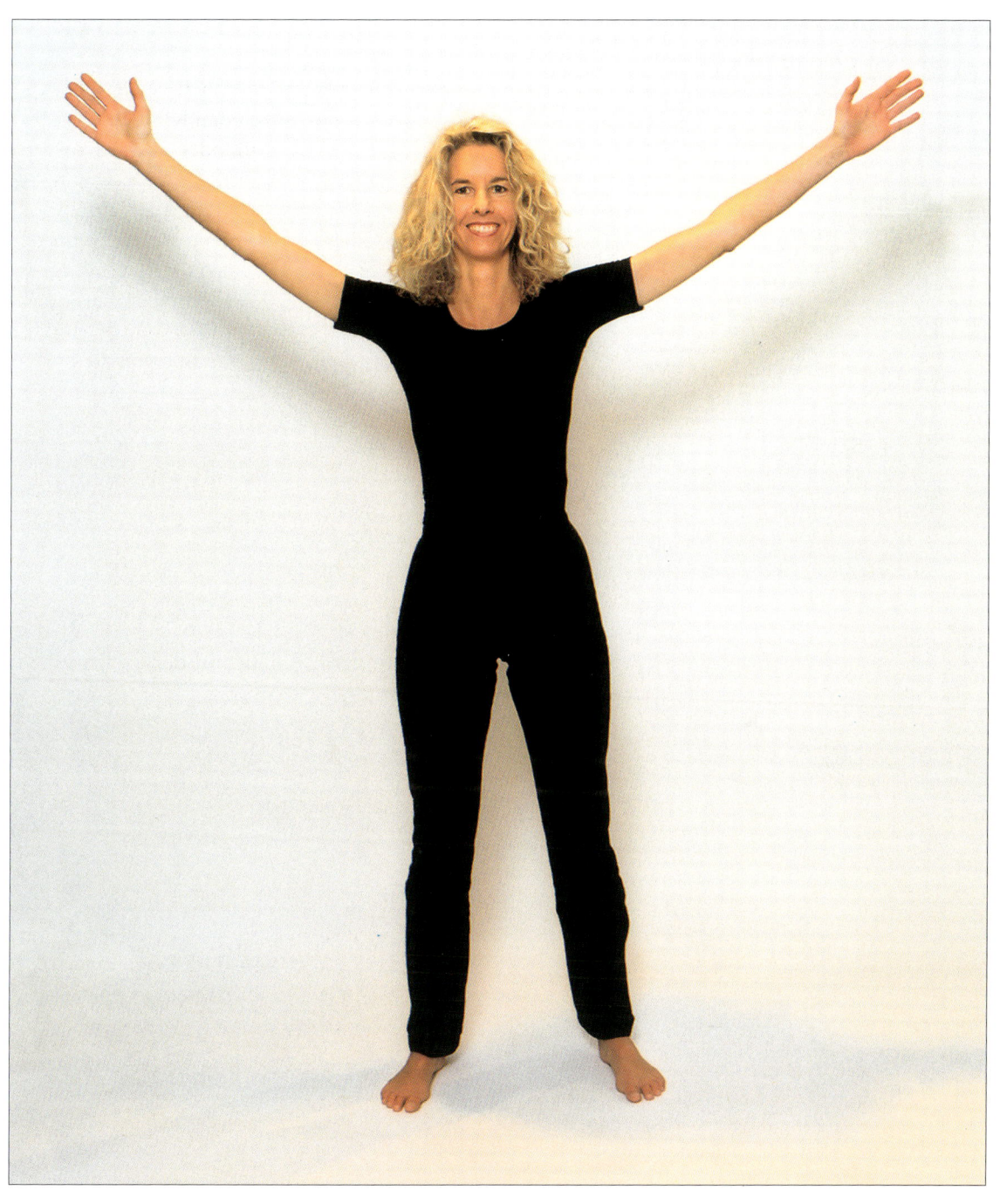

Und nun: Viel Spaß und Energie, persönliches
Wachstum, Glück und Freiheit!

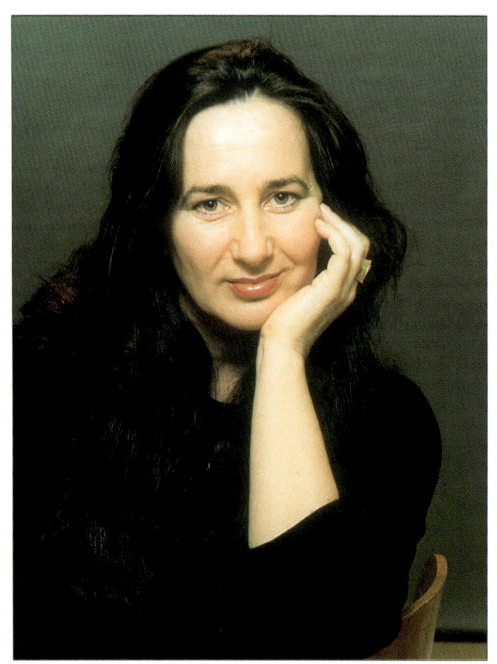

Autorin:
Christa G. Traczinski
Diplompsychologin, Persönlichkeitstrainerin,
Ausbilderin und Therapeutin,
Wellnessberatung,
›Energytools‹ und
Energie-Management-Seminare,
Einzel- und Gruppencoaching

Das Video »Power Yoga« ist in Vorbereitung.

Wir informieren Sie gerne.
Rufen Sie uns an.

Heylstr. 29
10825 Berlin;
Tel.: 030-781 29 36 Fax 030-787 085 23
email: ChristaT@energy-zone.de
Webseite: www.energy-zone.de

Model:
Alexandra Bauschat,
Yogalehrerin;
Schule für Yoga und Qigong in Berlin-
Schmargendorf;
Tel.: 030-8259290

Mein besonderer Dank gilt Frau Dr. Silvia Kienberger, die mich dazu inspiriert hat, Power Yoga als Buch und Video zu realisieren. Danken möchte ich auch Frau Gudrun Jänisch und Herrn Norbert Wollentarski vom Verlag Gesundheit für die hervorragende Zusammenarbeit und professionelle Betreuung.

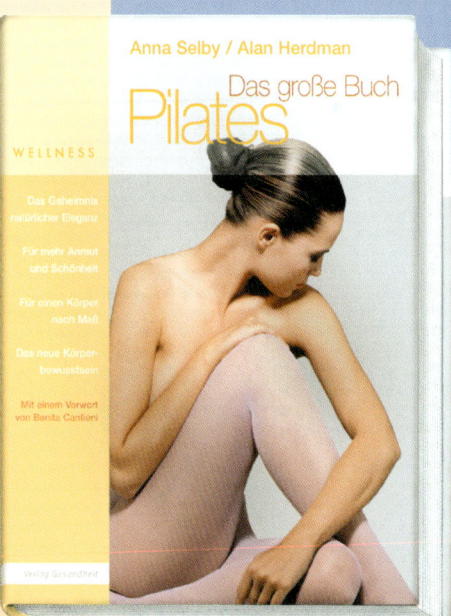
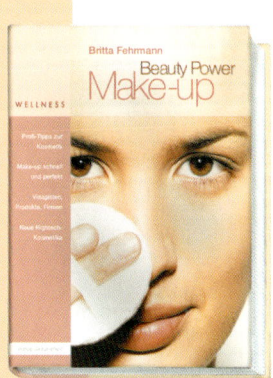
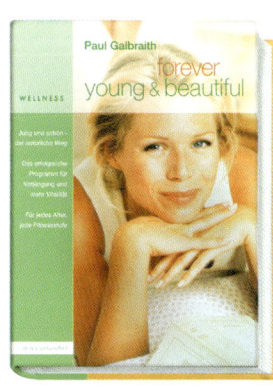
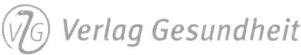